LES SECRETS DE SANTÉ DES ANTIOXYDANTS

Plus jeune, plus longtemps avec les antioxydants

C'est naturel, c'est ma santé

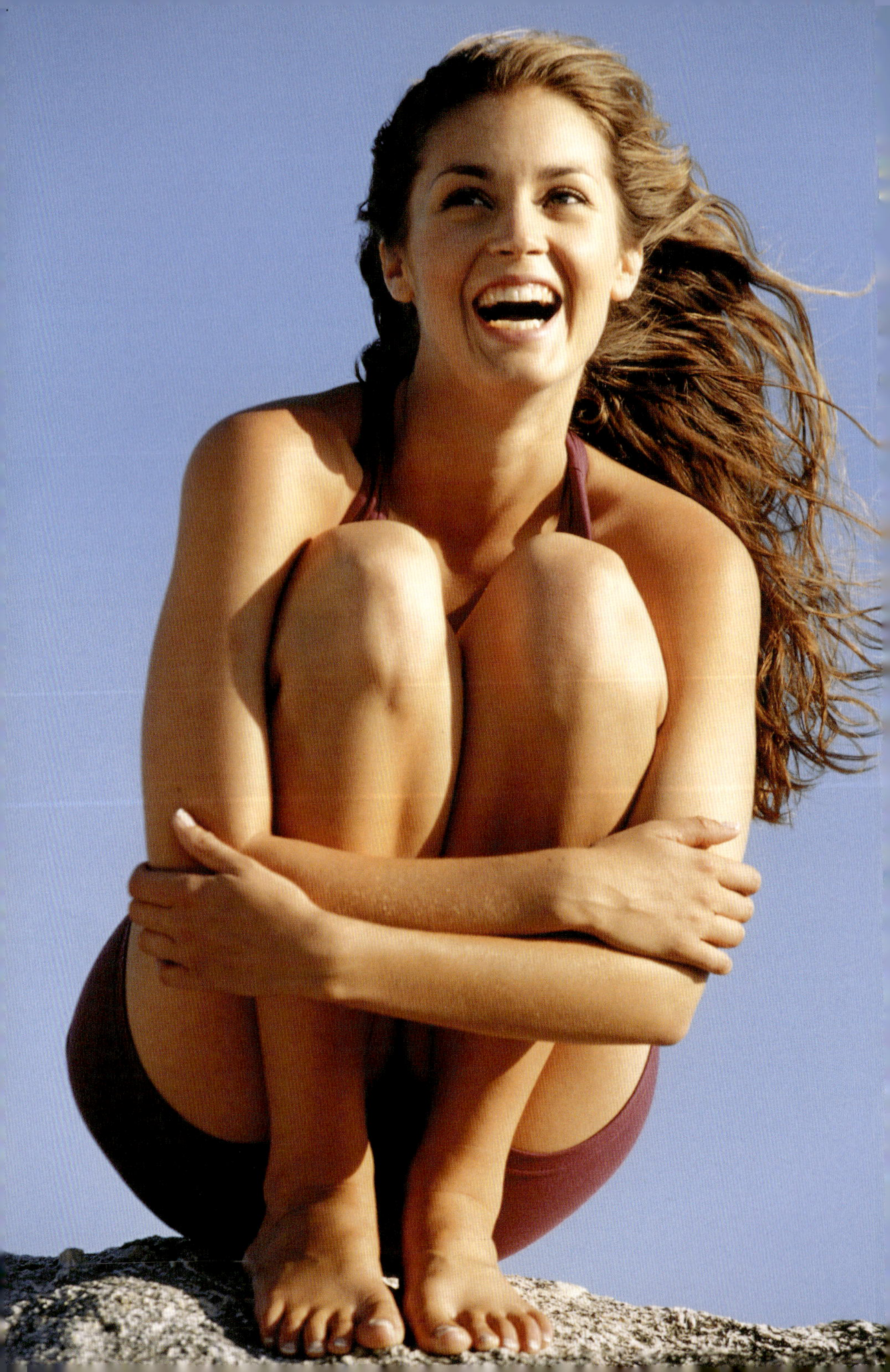

LES SECRETS DE SANTÉ DES ANTIOXYDANTS

Plus jeune, plus longtemps avec les antioxydants

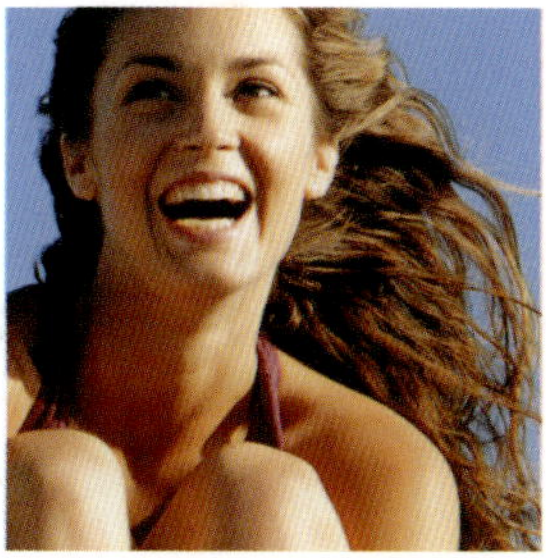

Dr Céline Causse

Alpen Éditions
9, avenue Albert II
98000 Monaco

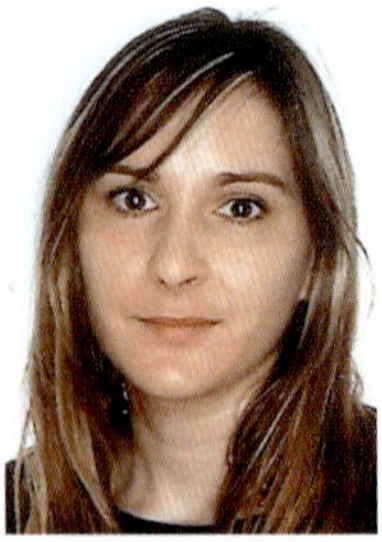

Céline Causse est médecin, spécialisée en psychiatrie. Titulaire d'une maîtrise des sciences biologiques et médicales, elle est aussi journaliste. Toujours poussée par son esprit curieux, elle s'intéresse aujourd'hui à la nutrition et, à travers ce livre, nous fait part des toutes dernières découvertes dans ce domaine.

Du même auteur :
Vivre avec un enfant hyperactif. Éditions Alpen, Monaco 2006.

9, avenue Albert II
MC - 98000 MONACO
***Tél. :** 00377 97 77 62 10*
***Fax :** 00377 97 77 62 11*

Crédits photos :
Good Shoot, Blue box, Photo Alto, Photo Disc,
Stockbyte, Digital Vision, Image 100, Image State,
Image Source, Hemera,

***Dépôt légal :** 1er semestre 2006, réactualisé 2nd semestre 2007*
ISBN13 : 978-2-915124-0-33

Imprimé en France
Imprimerie Baud,
Dépôt légal n°502 : 2nd semestre 2007
Saint-Laurent-du-Var

Introduction

La santé est sans doute la préoccupation essentielle de la majorité d'entre nous.
Ce que l'on cherche, c'est bien sûr rester en bonne santé, mais c'est aussi le bien être et le bien vivre.
Depuis longtemps, la médecine s'est attachée à guérir les maladies, cherchant et mettant au point les médicaments les plus efficaces. De nombreuses maladies autrefois incurables sont aujourd'hui presque considérées comme bénignes.
D'ailleurs, les énormes progrès de la médecine du siècle dernier ont permis d'allonger l'espérance de vie. Mais on peut faire mieux. Comment ?
En s'intéressant à la prévention.
Le milieu médical et scientifique l'a bien compris.
Et s'intéresser aux facteurs de risque, c'est prévenir les maladies. Ces risques qui sont à l'origine de maladies chroniques, apparaissent le plus souvent avec l'âge et sont de plusieurs types.
Ils peuvent être liés à l'environnement (soleil, pollution, utilisation de pesticides...), liés à des conduites à risque individuelles (tabac, alcool...) ou à l'hérédité.
Sur ce dernier point les actions sont limitées.
Mais, sur les deux premiers, on peut agir, chacun à son niveau. Connaître ces facteurs de risque permet de les combattre avec plus d'efficacité.

AVERTISSEMENT

Les informations contenues dans ce livre ne peuvent pas remplacer un avis autorisé. Avant toute automédication, consultez un médecin ou un pharmacien qualifié.

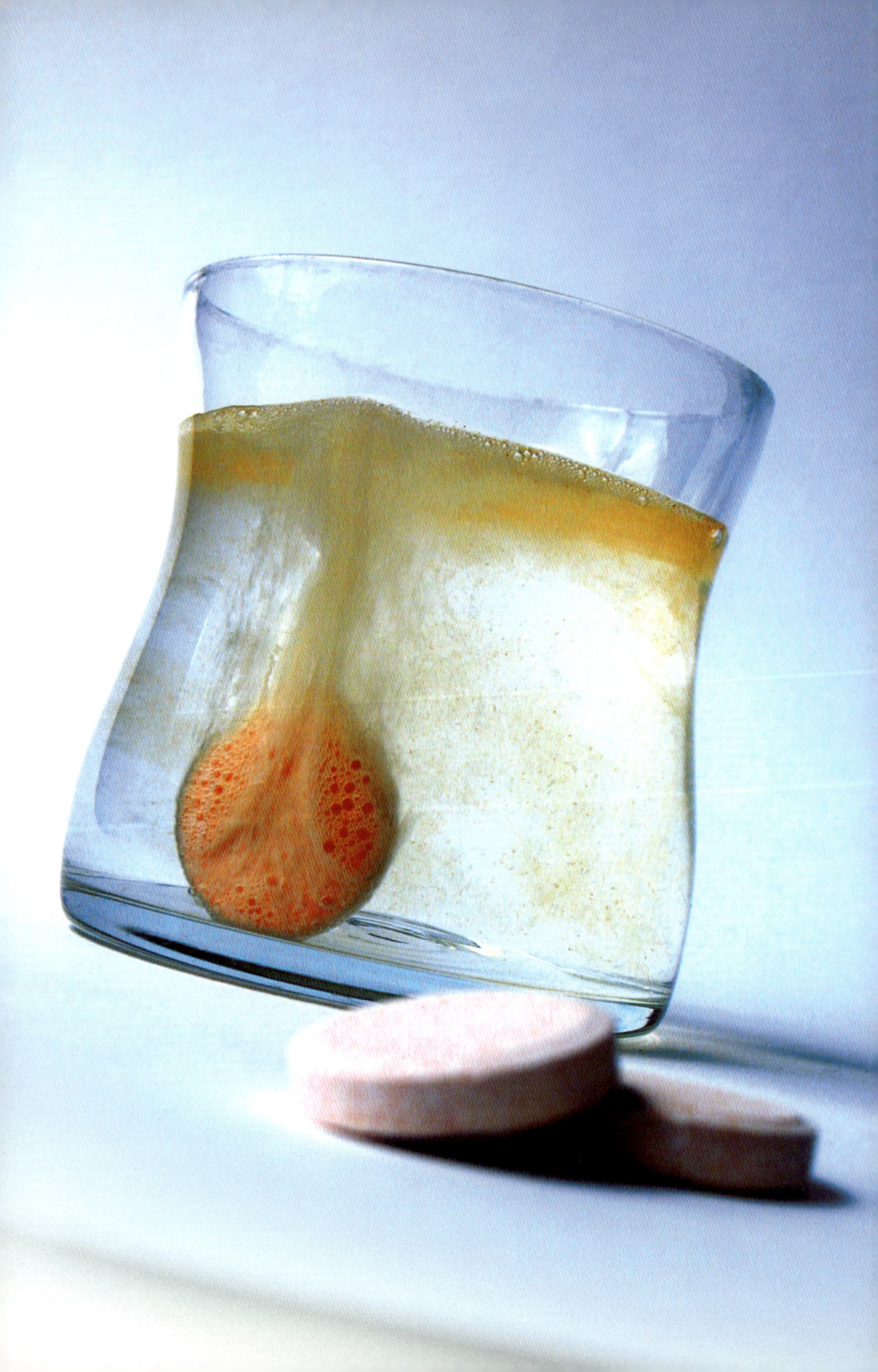

C'est ainsi qu'on améliorera son état de santé.
Vivre plus longtemps et en bonne santé est sans aucun doute le vœu le plus cher de chacun d'entre nous. Et vieillir n'est pas forcément synonyme de maladies.
En cherchant les causes du vieillissement, on se donne les moyens d'éviter de nombreuses maladies qui lui sont liées. Plusieurs théories s'affrontent pour expliquer le vieillissement des organes. Parmi elles, la plus convaincante actuellement est celle des radicaux libres.
Ces molécules seraient responsables du vieillissement prématuré et de nombreuses maladies chroniques.
Mais comment lutter ?
Les recherches les plus récentes mettent en évidence l'importance de l'alimentation. En effet certains nutriments nous aident à lutter contre les radicaux libres. Ce sont les antioxydants. Qui sont-ils ?
Quels sont leurs véritables rôles ? De quoi a-t-on vraiment besoin ? Quels sont les aliments qui nous protègent ? Existe-t-il une alimentation idéale pour une santé optimale ?
Le livre que vous tenez entre les mains vous apporte les réponses à toutes ces questions.

TABLE DES MATIÈRES

LES RADICAUX LIBRES

De dangereux malfaiteurs

Sans oxygène, aucun être vivant ne pourrait survivre. Mais savez-vous qu'en utilisant cet oxygène, l'organisme crée en même temps des produits toxiques qui nous font vieillir ?

Les radicaux libres ne sont pas une invention des fabricants de cosmétiques. Ce sont des molécules présentes dans notre organisme. On pourrait les comparer à des déchets toxiques qu'il faut en permanence recycler pour éviter leurs effets néfastes. Mais d'où viennent-ils ?

Les radicaux libres : ils sont partout !

La première source de radicaux libres est tout à fait normale et naturelle. Elle est produite par l'activité même que déploient nos cellules pour nous apporter de l'énergie : chaque fois que nos cellules utilisent de l'oxygène, des radicaux libres se forment. Des radicaux libres sont aussi produits au cours des inflammations, du stress

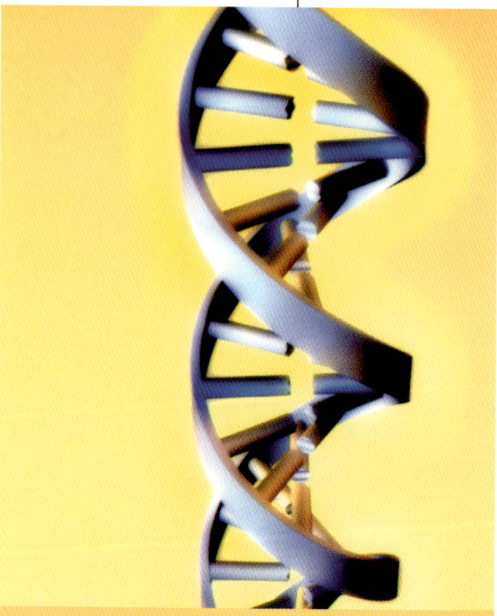

La cellule en ligne de mire

Les radicaux libres s'attaquent en particulier à :

- La membrane : ils dénaturent les acides gras enchâssés dans la membrane qui entoure la cellule. Elle se protégera moins bien et sera plus sensible aux agents toxiques ;

- L'ADN : c'est le code génétique situé à l'intérieur des cellules. En agressant l'ADN, les radicaux libres endommagent le programme génétique. Si ces dégâts ne sont pas réparés, les cellules endommagées peuvent se transformer en cellules cancéreuses.

chronique et ils augmentent lorsque notre sucre sanguin est trop élevé.
La deuxième source de radicaux libres est externe. Des radicaux libres apparaissent lorsqu'on s'expose au soleil, lorsqu'on avale des légumes traités avec des pesticides, lorsqu'on fume…

Des bandits cellulaires !

L'un des radicaux libres le plus commun s'appelle superoxyde. Il apparaît chaque fois que nous brûlons des aliments au feu de l'oxygène pour extraire de l'énergie, c'est-à-dire à chaque instant. Le superoxyde est dangereux parce que, comme tous les membres de sa famille, il lui manque un électron pour se stabiliser. Pour le retrouver, il va par exemple le voler à une molécule de graisse qui appartient à la membrane d'une cellule. Celle-ci, abîmée, oxydée, ne peut plus remplir sa fonction. Devenue un radical libre, elle va à son tour voler un électron à une molécule voisine. Ainsi se propagent les dommages qui altèrent tous les constituants de la cellule : graisses, protéines, vitamines, ADN (support du code génétique) et conduisent à la maladie… Fort heureusement il existe des mécanismes de protection. Notre vitalité, notre santé et même notre espérance de vie dépendent d'eux. Mais dans un organisme mal protégé, les dégâts provoqués par les radicaux libres sont considérables.

Quand les radicaux libres se déchaînent !

Certaines situations ou habitudes de vie augmentent considérablement la production de radicaux libres. Parmi elles :
- L'exposition à des polluants, aux pesticides, aux dioxines
- Les rayons ultraviolets
- L'alcool
- La fumée de tabac
- Le stress émotionnel
- Les infections
- L'alimentation très sucrée, très riche en glucides « rapides » (pain et riz blancs, gâteaux, viennoiseries)
- Certaines maladies comme le diabète
- Certains médicaments

Naissance d'un radical libre

Cinq pour cent de l'oxygène que nous respirons se transforme en un dangereux radical libre appelé superoxyde. En effet, pour fournir de l'énergie à partir des aliments, nos cellules mettent en jeu une série de réactions au cours desquelles un électron passe d'une molécule à l'autre, formant une sorte de courant électrique. Une fois sur vingt, cet électron échappe à son transporteur pour se coller à l'oxygène, le transformant en superoxyde. Des chercheurs ont calculé qu'on « produit » environ 2 kilos de radical superoxyde par an, qu'il faut bien sûr éliminer.

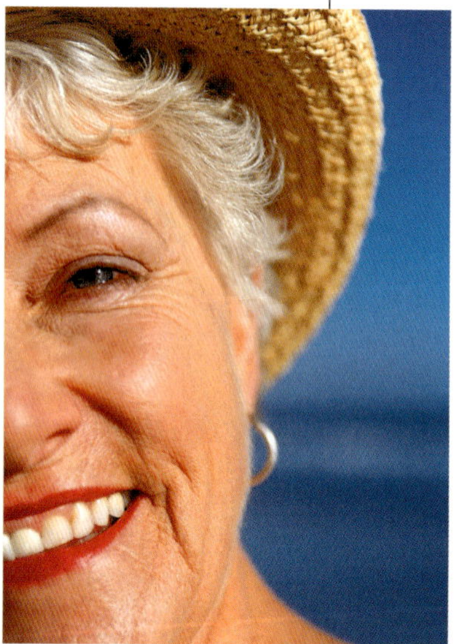

Radicaux libres : attention aux dégâts !

Parce qu'ils s'attaquent aux cellules ou à notre code génétique, les radicaux libres sont responsables de nombreuses maladies liées au vieillissement.

Une explication du vieillissement

La découverte des radicaux libres il y a plus de soixante ans a bouleversé les lois de la chimie. Surtout, elle a conduit à une nouvelle théorie du vieillissement énoncée en 1954 par l'Américain Denham Harman. Selon cette théorie, le radical libre agit comme un poison qui, au fil du temps, va user progressivement nos tissus et altérer notre capacité à les régénérer. Mais cette théorie permet d'expliquer aussi de nombreuses maladies liées au vieillissement comme le cancer, les maladies cardio-vasculaires ou les maladies génératives cérébrales, selon l'endroit où agissent les radicaux libres. Aucun organe n'est épargné par les radicaux libres. Mais certains y sont particulièrement sensibles.

Les organes cibles du vieillissement par les radicaux libres

• **La peau :** c'est là où les effets des radicaux libres sont les plus visibles. Ils sont responsables des marques du temps qui passe : rides, relâchement cutané, flétrissement de la peau, taches pigmentaires... mais aussi cancers de la peau.

• **Les poumons :** ils entraînent une perte d'élasticité des poumons appelée fibrose qui est responsable des bronchites chroniques, mais ils sont également à l'origine des cancers.

• **Le cœur et les artères :** les radicaux libres sont impliqués dans la formation de la plaque d'athérome à l'intérieur des vaisseaux, principal facteur de risque des maladies cardiovasculaires.

• **Le cerveau :** les radicaux libres sont directement impliqués dans les maladies d'Alzheimer et de Parkinson.

• **L'œil :** les tissus de l'œil sont très sensibles aux effets des radicaux libres et notamment le cristallin et la rétine. Ainsi s'expliquent les cataractes et la dégénérescence de la rétine liée à l'âge.

• **Les articulations :** là aussi les radicaux libres agissent. Ils sont à l'origine de maladies liées à l'âge comme l'arthrose, mais aussi de pathologies inflammatoires comme les arthrites.

Une révolution dans la chimie et la médecine

Pendant des décennies, les chimistes ont basé leurs théories sur des concepts bien sages. Les molécules étaient faites d'atomes. Les atomes contenaient un noyau. Autour du noyau gravitaient de minuscules particules appelées électrons. Ces électrons s'associaient toujours par deux dans leur trajectoire.

Mais à la fin des années 1930, des chimistes de l'Association des producteurs de caoutchouc britanniques révélèrent que certains atomes, certaines molécules ont un ou plusieurs électrons célibataires ce qui les rend très réactifs. Ainsi était percé le mystère du vieillissement du caoutchouc.

Le 6 novembre 1954, un ancien chimiste de la Shell devenu médecin, le Dr Denham Harman a émis l'hypothèse que le même type de vieillissement affecte les êtres vivants. Depuis, la théorie du Dr Harman a été étayée par des dizaines de milliers d'études.

L'oxygène, notre meilleur ennemi

En plein été, un hectare de maïs produit chaque jour suffisamment d'oxygène pour subvenir aux besoins respiratoires de 325 personnes. On peut imaginer la transformation qu'a connue l'atmosphère lorsqu'il y a 2,5 milliards d'années des colonies entières de cellules se lancèrent dans la photosynthèse, un processus complexe qui permet aux plantes de fabriquer de l'énergie à partir de la lumière solaire, en rejetant de l'oxygène dans l'atmosphère. Jusqu'alors très rare, l'oxygène s'est depuis imposé à presque toutes les formes de vie au point de nous être indispensable. Mais 2,5 milliards d'années plus tard, il reste aussi un intrus à l'origine du vieillissement et de la mort.

Et pourtant, on en a besoin !

Les radicaux libres ne sont pas uniquement les méchants que l'on décrit souvent. Ils sont aussi indispensables à la bonne marche de l'organisme.

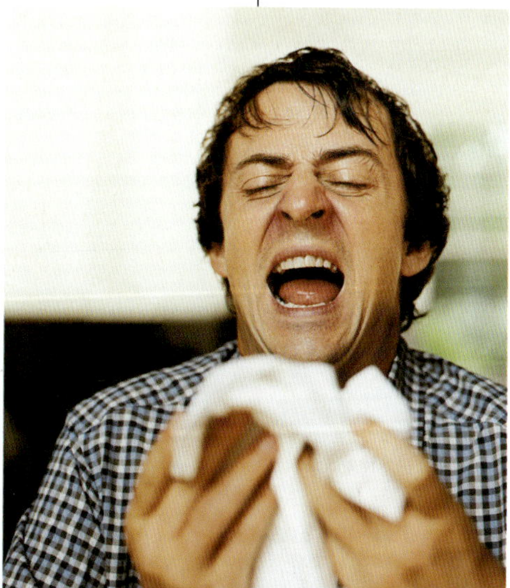

Attention aux excès

Même utiles au départ, les radicaux libres peuvent se révéler finalement néfastes. Un exemple classique est celui du rhume. Pour supprimer les virus, les globules blancs sécrètent des radicaux libres. Lorsque ce processus s'emballe, un excès de radicaux libres agresse et enflamme la muqueuse et les symptômes bien connus du rhume apparaissent.

Tout le monde le dit : les radicaux libres sont responsables du vieillissement et des maladies qui lui sont liées. Mais pas seulement. Les radicaux libres ont un rôle essentiel dans la marche de notre organisme. Ils entrent par exemple dans les processus de production d'énergie et permettent également de lutter contre les bactéries ou les virus.

Une présence indispensable

C'est vrai, les radicaux libres ne sont pas seulement des agresseurs. Ils participent à de nombreuses fonctions de l'organisme :

- Les globules blancs utilisent des radicaux libres pour éliminer virus et bactéries. Ils leur injectent en effet un radical superoxyde (au risque d'être eux-mêmes détruits en retour).
- Les radicaux libres sont utilisés pour éliminer les cellules anciennes ou défectueuses qui sont

ensuite remplacées par des cellules neuves.

- De petites structures cellulaires, les péroxysomes nous protègent de la toxicité de l'alcool ou métabolisent les graisses en produisant en retour un radical libre.

Les principaux radicaux libres

- **Le radical superoxyde :** il naît de la combustion des sucres et des graisses.
- **Le radical peroxynitrite :** il est produit à partir de l'azote par les globules blancs, ces cellules contenues dans le sang et dont le principal rôle est de protéger l'organisme contre les infections.
- **Le radical hydroxyle :** il résulte de l'action du rayonnement solaire sur notre peau, notamment quand celui-ci n'est pas bien filtré par la couche d'ozone. Il peut aussi être synthétisé par réaction du fer ou du cuivre avec la vitamine C. C'est à ce radical que l'on attribue la plupart des lésions du vieillissement.
- **Monoxyde d'azote, peroxyde d'oxygène, oxygène singulet...** sont d'autres radicaux libres qui interviennent à différents niveaux.

Un objectif : maintenir l'équilibre

L'organisme produit les radicaux libres, mais il s'en protège aussi avec le plus grand soin grâce à des molécules appelées antioxydants. Les antioxydants ont deux origines. Le corps sait en fabriquer certains comme l'acide urique ou la mélatonine. Mais une grande partie est apportée par l'alimentation grâce notamment aux fruits et légumes. Pour chaque radical libre produit par l'organisme il existe un antioxydant capable de le neutraliser. En offrant un électron, les antioxydants stabilisent les radicaux libres et les empêchent de poursuivre leur œuvre de destruction. Il s'agit donc à tout moment de maintenir l'équilibre entre les antioxydants et les radicaux libres.

Cependant certaines situations (vieillissement, excès de tabac, de soleil, de polluants, de radiations) entraînent un surplus de radicaux libres. Dans ces situations, les antioxydants ne parviennent pas toujours à assurer une protection efficace. L'équilibre est rompu et une maladie peut se déclarer.

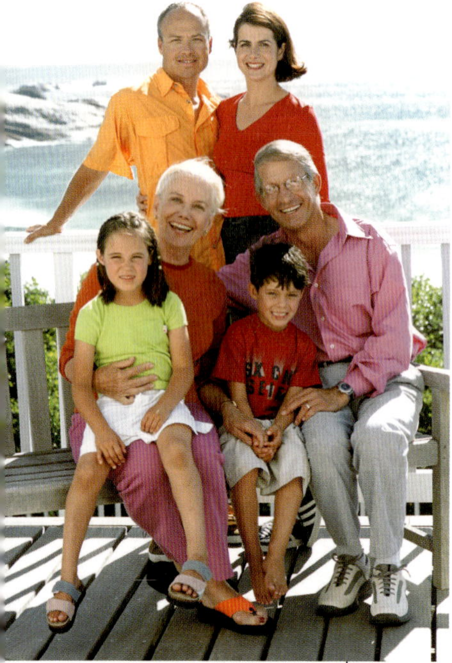

LES ANTIOXYDANTS

Un bouclier anti-âge

En piégeant les radicaux libres, les molécules antioxydantes nous protègent efficacement contre de nombreuses maladies générées par les radicaux libres.

Les antioxydants faits maison

Les antioxydants primaires sont fabriqués par notre organisme : il peut s'agir de facteurs spécifiques comme le glutathion (un puissant détoxifiant cellulaire), l'acide alpha-lipoïque, l'acide urique, la coenzyme Q10. Mais ce sont aussi des enzymes (catalase, glutathion réductases, superoxyde dismutase) qui ont besoin pour être activées d'être mises en présence de minéraux issus des aliments : fer pour la catalase, zinc et cuivre pour la superoxyde dismutase, sélénium pour les glutathion-péroxydases. Ce qui nous conduit tout droit aux antioxydants apportés par l'alimentation.

Les antioxydants secondaires

Ils sont présents dans notre assiette. Ce sont :

- **Certaines vitamines :** C, E, mais aussi B2 (riboflavine) ;
- **Des oligo-éléments :** zinc, cuivre, sélénium, fer nécessaires pour activer des enzymes protecteurs ;

5 fruits et légumes... et plus

Tous les spécialistes s'accordent pour dire qu'il faut prendre 5 rations de fruits et légumes par jour afin d'obtenir des quantités suffisantes d'antioxydants. Mais ce n'est pas toujours assez pour se procurer des doses adéquates de zinc ou de sélénium. On peut alors prendre des compléments en capsules.

• **Des composés des fruits et légumes :** caroténoïdes, polyphénols, isothiocyanates (dans le chou et les crucifères) ;
• **Des composés des épices et aromates :** terpènes.

Les plus connus de ces antioxydants alimentaires et peut-être les plus importants sont **la vitamine C, la vitamine E, le zinc, le sélénium**. Les polyphénols (que l'on trouve par exemple dans le vin rouge) constituent une famille de plusieurs milliers de membres, dont les effets sont encore peu connus. La vitamine C est l'antioxydant qui agit le plus rapidement. Elle protège des maladies cardiovasculaires, prévient le vieillissement, et probablement certains cancers (estomac). Elle circule dans les différents fluides du corps, dans le sang, dans les poumons ou les yeux, d'où son intérêt pour prévenir la cataracte, mais aussi conserver le cœur et les artères en bonne santé. La vitamine E, quant à elle, empêche les graisses du corps de s'oxyder, qu'il s'agisse des membranes des cellules ou du cholestérol LDL (« mauvais » cholestérol).

Qui a besoin d'antioxydants ?

Vous avez des besoins en antioxydants accrus :
- Si vous consommez de l'alcool ;
- Si vous fumez : chaque bouffée de cigarette contient 1015 molécules oxydantes, la consommation de tabac double les besoins en vitamine C ;
- Si vous faites du sport à un niveau intensif ;
- Si vous avez plus de 45-50 ans ;
- Si vous êtes convalescent(e) ;
- Si vous êtes stressé(e) ;
- Si vous vous surexposez aux rayons UV du soleil.

DHEA et mélatonine : des antioxydants ?

L'hormone déhydroépiandrostérone ou DHEA est une hormone qui sert d'intermédiaire dans la synthèse des hormones mâles (testostérone) et femelles (œstrogènes). La mélatonine, elle, est une hormone produite par le cerveau. Elle nous permet de nous adapter au cycle veille/sommeil. C'est vers 25 ans que l'on produit le plus de ces deux hormones. Leurs taux décroissent ensuite de façon progressive mais inéluctable. Ces hormones sont célèbres parce qu'elles préviendraient certaines manifestations du vieillissement. Mais elles possèdent l'une et l'autre des propriétés antioxydantes qui pourraient avoir des conséquences importantes sur le risque cardiovasculaire et le risque de cancers.

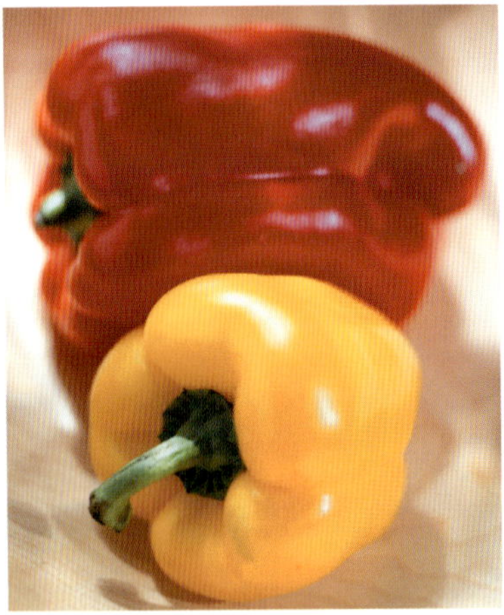

LA VITAMINE C

Un antioxydant universel

Vitamine la plus connue, elle est aussi un antioxydant de premier plan qui intervient pour retarder voire empêcher certaines maladies liées au vieillissement.

Qu'est-ce que c'est ?

C'est la vitamine qui a sauvé la vie des organismes vivants en les protégeant contre les effets toxiques de l'oxygène. En effet, il y a 425 millions d'années, des organismes très primaires appelés tétrapodes vivants dans l'océan tentent la conquête de la terre ferme. Mais ils se trouvent face à un adversaire insoupçonné : l'oxygène. Après une longue et dangereuse période d'adaptation ils vont réussir à synthétiser un anti-poison. C'est la naissance de la vitamine C, un puissant anti-radicaux libres. C'est grâce à cette formidable acclimatation que la vie sur terre sera désormais possible.

À quoi sert-elle ?

Tout le monde connaît la vitamine C pour en avoir pris au moins une fois dans sa vie pour un rhume ou une fatigue passagère. Mais ce que l'on sait peut-être moins c'est qu'elle est aussi notre défense principale contre de nombreuses maladies liées au vieillissement : cataracte, maladies cardiovasculaires, cancers… La vitamine C est la première à réagir avec les fameux radicaux libres pour les neutraliser et ainsi éviter leurs effets toxiques. Mais elle n'agit pas seule. Elle est le premier maillon de tout un système très efficace qui protège en permanence notre organisme. Si le taux de vitamine C dans le sang est trop bas (comme c'est souvent le cas chez les fumeurs ou les asthmatiques), le système de protection devient moins efficace et les radicaux libres peuvent agresser les cellules saines.

Où la trouver ?

L'homme ne fabrique pas de vitamine C contrairement à la plupart des espèces animales. Il doit donc la trouver dans l'alimentation et notamment dans les fruits et légumes.

En mangeant 5 rations de fruits et légumes par jour on ingère aujourd'hui 120 à 160 mg de vitamine C. Les végétariens en consomment jusqu'à 250 mg en moyenne. Mais attention, la vitamine C est une des vitamines les plus fragiles : elle est très sensible à la lumière, à la chaleur et elle se dissout dans l'eau de cuisson. Préférez donc les cuissons à la vapeur et mangez des légumes frais.

Principales sources de vitamine C	mg /100g
Cassis, persil frais, poivron rouge	160-200
Poivron vert, radis noir	100-150
Kiwi	70-100
Fraise, litchi, cresson, ciboulette fraîche	60-70
Orange, citron, chou-fleur, chou rouge	50-60
Oseille, mangue, groseille, citron vert, clémentine, mandarine, épinard	40-50

Combien en faut-il ?

110 mg de vitamine C chaque jour pour un adulte, c'est ce que recommande actuellement l'Agence française de sécurité sanitaire des aliments (Afssa).

Mais aux États-Unis, depuis 1995, les chercheurs des Instituts nationaux de la Santé recommandent plutôt des doses de 200 mg par jour. Plus récemment, c'est une dose de 500 mg par jour qui a été préconisée par certains chercheurs américains pour obtenir une protection efficace contre les dégâts des radicaux libres.

Combien faut-il en consommer ?
Les apports nutritionnels conseillés (mg/jour)

Nourrissons	50
Enfants de 1 à 3 ans	60
Enfants de 4 à 6 ans	75
Enfants de 7 à 9 ans	90
Enfants de 10 à 12 ans	100
Adolescents de 13 à 19 ans	110
Adolescentes de 13 à 19 ans	110
Hommes adultes	110
Femmes adultes	110
Grossesse	120
Allaitement	130
Personnes âgées	120

Y a-t-il un risque de surdose ?

La vitamine C n'est pas toxique. On peut prendre sans danger jusqu'à 4 grammes de vitamine C par jour. Certains effets secondaires sont cependant connus avec de fortes doses : accélération du transit intestinal et plus rarement des calculs rénaux chez les personnes prédisposées. Et, contrairement aux idées reçues, la vitamine C n'empêche pas de dormir.

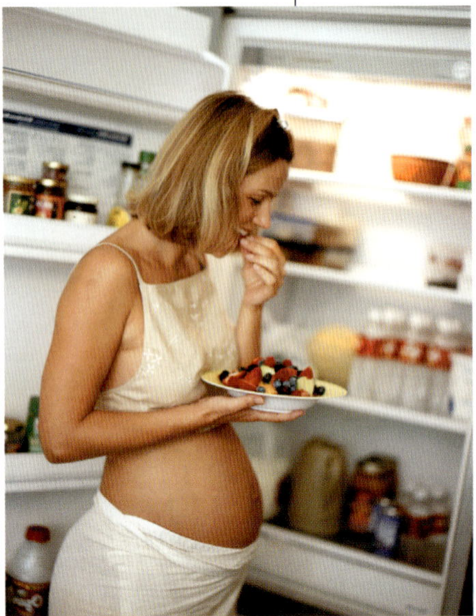

LA VITAMINE C

Au-delà de l'alimentation

Dans certains cas, l'alimentation, aussi bonne soit-elle, n'apporte plus assez de vitamine C pour nous protéger. Il faut alors augmenter sa consommation de fruits et légumes ou prendre des suppléments.

Personnes âgées à risque

Avec l'âge, la concentration de vitamine C dans le sang diminue. Et les personnes âgées consomment aussi moins de fruits et de légumes riches en vitamine C. En France, 25 % des hommes de plus de 65 ans ne reçoivent pas les apports minimums conseillés en vitamine C. Des études ont montré que les personnes âgées qui prennent un supplément de vitamine C améliorent leur état de santé et réduisent le risque de mortalité. Une étude menée sur 11 580 personnes âgées suivies pendant 9 ans a pu ainsi montrer que la consommation d'aliments riches en vitamine C diminue le risque de cancers.

Fumer est aussi mauvais pour l'estomac

La fumée de cigarette ne passe pas seulement dans les poumons, elle passe aussi dans le tube digestif. Elle forme alors des composés cancérigènes : les nitrosamines, qui sont accusées de favoriser certains cancers de l'estomac. Heureusement la vitamine C (comme la vitamine E) inhibe la formation et l'action des nitrosamines et participe ainsi à la prévention du cancer.

Fumeurs actifs et passifs déficitaires

Les taux de vitamine C sont plus bas chez les fumeurs que chez les non-fumeurs. Chaque cigarette consomme 25 mg de vitamine C ! Les apports conseillés deviennent alors insuffisants pour procurer une protection optimale contre les radicaux libres. D'autant que le tabac semble modifier les goûts alimentaires : les fumeurs ont tendance à consommer moins de fruits et de légumes riches en vitamine C. Dans ces conditions, il peut être nécessaire de prendre des suppléments de vitamine C.

Les sportifs

Pour fabriquer l'énergie nécessaire à l'activité physique, il faut de la vitamine C. Quand on en manque, on se fatigue plus vite, on récupère moins rapidement, les performances physiques sont diminuées. Des études ont ainsi montré qu'une supplémentation en vitamine C chez les athlètes favorise la récupération après l'effort, améliore la capacité pulmonaire, diminue l'accélération du rythme cardiaque.

Les femmes enceintes

Une carence en vitamine C pendant la grossesse n'est pas sans effet. Augmentation du risque de décollement placentaire, de prématurité ou diminution du poids de naissance, telles sont les conséquences qu'ont pu montrer différentes études. Or, selon une enquête française, 58 % des femmes enceintes consommeraient moins de 100 mg de vitamine C par jour et 30 % moins de 50 mg. Un conseil, si vous êtes enceinte, consommez des aliments riches en vitamine C ou envisagez la prise d'un complément de vitamines avec votre médecin.

D'autres situations à risque

Pensez à prendre un peu plus de vitamine C :

- Si vous faites un régime hypocalorique ;
- Si vous êtes stressé, surmené ou simplement fatigué ;
- Si vous devez subir une opération chirurgicale car la vitamine C permet une meilleure cicatrisation et diminue le risque d'infection.

Ceux pour qui les suppléments de vitamine C ne sont pas recommandés

- Les nouveau-nés ;
- Les porteurs d'hémochromatose (maladie de surchage en fer) ;
- Les personnes qui ont des troubles rénaux ;
- Les femmes enceintes ne doivent pas prendre de trop fortes doses sans un avis médical.

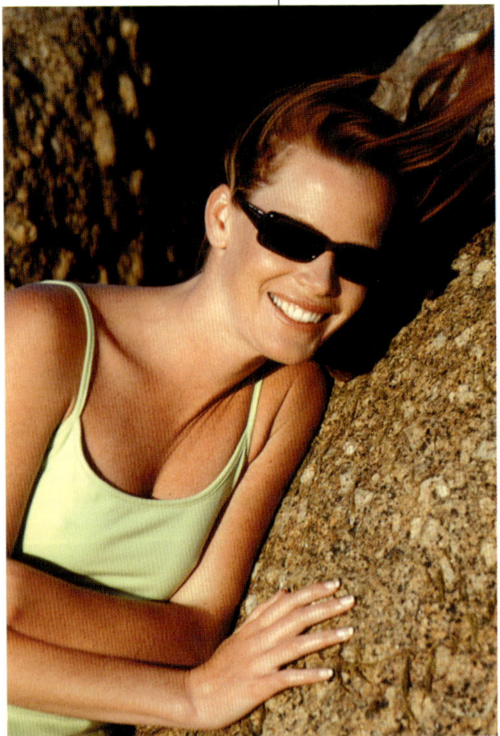

LA VITAMINE C

Au service de la santé

La vitamine C est indispensable à la bonne marche de nombreuses fonctions de l'organisme.

Améliorez votre fonction respiratoire

Nos poumons sont très sensibles aux polluants venus de l'extérieur comme la fumée de cigarette, mais aussi à ceux produits par notre propre organisme lors de certaines maladies, comme l'asthme ou les infections respiratoires. Là encore, la vitamine C est une aide précieuse. Elle neutralise les radicaux libres et permet ainsi d'améliorer la fonction respiratoire. Plusieurs études le confirment. Moins on consomme de vitamine C, moins la capacité pulmonaire est bonne.

Moins de cataracte chez les femmes prenant de la vitamine C

Les femmes âgées de 53 à 73 ans qui consomment chaque jour 362 mg de vitamine C par l'alimentation ou les suppléments ont un risque de cataracte réduit de 57 % par rapport à celles qui en consomment peu selon une étude publiée dans l'American Journal of Clinical Nutrition.

Protégez votre vue avec la vitamine C

Les rayons du soleil génèrent de très nombreux radicaux libres qui à la longue oxydent le cristallin. Cette lentille intégrée dans l'œil nous permet d'accommoder notre vue à la vision de loin et de près. L'oxydation du cristallin par les radicaux libres provoque la cataracte, une maladie qui touche près de 200 000 personnes en France. Pour se protéger, l'œil a adopté un système de défense très performant. En effet, la vitamine C (mais aussi les caroténoïdes) y est présente à une très haute concentration, 30 à 50 fois plus que dans les tissus environnants. Elle participe de manière active à la protection de nos yeux. De nombreuses études le montrent : plus on consomme de fruits et légumes riches en antioxydants, moins le risque de cataracte est élevé. Mais c'est surtout vrai pour les personnes qui prennent des suppléments de vitamine C.

Prévenir la mortalité précoce

De nombreuses études ont permis de montrer que la consommation d'aliments riches en vitamine C et/ou de suppléments diminue le taux de mortalité en réduisant notamment le risque de maladies cardiovasculaires et de cancers. Ainsi, en 1996, des chercheurs de l'institut du vieillissement des États-Unis ont rapporté que les personnes âgées qui prennent des suppléments de vitamine C et E ont un risque de mortalité réduit de moitié par rapport à ceux qui ne prennent pas de suppléments.

Prévenir l'athérome

La vitamine C diminue le risque de maladies cardiovasculaires. Elle empêche le cholestérol sanguin de s'oxyder et de former la plaque d'athérome, un amas de graisses, de cellules mortes et de calcium qui, en se déposant dans les artères, finit par les obstruer et conduit à l'infarctus. Une étude récente a montré que la prise quotidienne pendant 3 ans de 250 mg de vitamine C et de 136 UI de vitamine E diminue de moitié l'épaisseur de la plaque d'athérome par rapport au placebo.

Un croisé de la vitamine C

Le chimiste américain Linus Pauling (1901-1994), prix Nobel de chimie et prix Nobel de la paix s'est fait, à partir des années 1960, l'avocat de suppléments de vitamine C, dont il prenait chaque jour... 18 g. Il a montré que la vitamine C peut diminuer les effets indésirables du rhume et surtout montré expérimentalement qu'elle peut prévenir les maladies cardiovasculaires. En revanche, son hypothèse selon laquelle elle peut traiter certains cancers n'a jamais été confirmée.

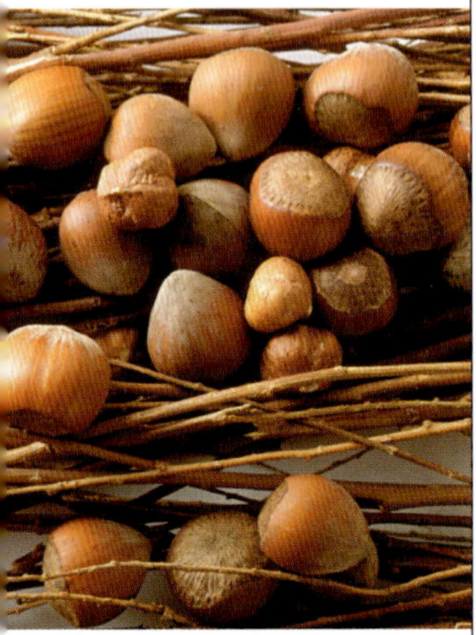

Doses quotidiennes conseillées en vitamine E (en France en UI)

De 6 à 12 mois	3-4
De 1 à 3 ans	5-7
De 4 à 9 ans	10-15
De 10 à 12 ans	10-15
Adolescents de 13 à 19 ans	12-15
Adolescentes de 13 à 19 ans	12-15
Hommes adultes	12-15
Femmes adultes	12-15
Femmes enceintes ou allaitant	15

LA VITAMINE E

Un antioxydant qui protège toutes les graisses

Vitamine liposoluble, elle protège les graisses du corps contre les radicaux libres. Résultat : des artères plus saines, des neurones qui fonctionnent mieux et plus longtemps.

Qu'est-ce que c'est ?

La vitamine E est le protecteur des corps gras. Elle piège les radicaux libres à l'intérieur des graisses et empêche celles-ci de rancir.

Le terme vitamine E recouvre en fait plusieurs substances : quatre tocophérols (alpha, bêta, gamma, delta) et quatre tocotriénols (alpha, bêta, gamma, delta). Jusqu'ici, la recherche a surtout porté sur l'alpha-tocophérol, parce que c'est la forme majoritaire dans le sang humain. Mais le gamma-tocophérol est la forme que l'on trouve le plus souvent dans l'alimentation. Des travaux récents suggèrent que le gamma-tocophérol joue un rôle très important pour la santé. Ainsi, une étude récente vient-elle de trouver un lien étroit entre la concentration de gamma-tocophérol et le risque d'infarctus du myocarde.

À quoi sert-elle ?

Elle empêche toutes les graisses du corps de rancir, à la manière du beurre que l'on laisse trop longtemps à l'air. Elle protège ainsi les membranes et notamment la paroi des vaisseaux sanguins diminuant ainsi le risque de maladies cardiovasculaires. Elle diminue aussi les inflammations en s'opposant à la production de composés

Principales sources de vitamine E	mg /100g
Huile de germe de blé	135
Huile de tournesol	60
Amande, noisette	45
Germe de blé	22
Huile d'arachide, huile de soja, huile de colza	25-30
Petit pois, salsifis	3
Avocat, épinard	2
Pain de seigle, poireau, tomate, brocoli	1

Attention : la vitamine E présente dans l'huile de tournesol est surtout là pour protéger l'huile elle-même de l'oxydation. Il en reste très peu pour l'organisme ! Les meilleures sources réellement biodisponibles sont, selon une étude allemande qui fait autorité : amande, noisette, germe de blé.

inflammatoires ; elle fluidifie le sang et réduit ainsi le risque de caillot sanguin ; elle stimule l'immunité.

Combien en faut-il ?

Les apports conseillés en vitamine E ont été fixés de manière assez arbitraire à 12-15 UI* en moyenne pour des adultes. Ils sont plus basés sur le niveau de la consommation alimentaire observée aujourd'hui que sur les besoins optimaux. Par exemple, en 1963, le gouvernement américain a mené des études poussées pour fixer ces besoins réels. Elles ont conclu qu'il faut 20 UI environ de vitamine E par jour. Mais au début des années 1970, les Américains se sont rendu compte que l'alimentation n'apportait que 10 UI en moyenne. Aussitôt les apports conseillés ont été revus à la baisse pour ne pas entretenir de décalage avec la réalité… Enfin l'Institut National du Cancer des États-Unis a édicté des recommandations alimentaires selon lesquelles un régime protecteur doit apporter 23 à 27 UI de vitamine E.

*** 1 UI = 1 mg de vitamine E synthétique**

Y a-t-il un risque de surdose ?

Même à doses élevées, la vitamine E est sans risque. Des doses allant de 250 à 2 500 UI soit 14 à 130 fois les apports conseillés en France n'ont pas entraîné d'effets secondaires. Une seule précaution : si vous prenez des médicaments anti-coagulants, si vous souffrez d'un trouble de la coagulation sanguine, il vaut mieux éviter de prendre de fortes doses de vitamine E car elle fluidifie le sang. Tous les spécialistes considèrent qu'une dose quotidienne inférieure à 1g est sûre et sans effet secondaire.

LA VITAMINE E
Au-delà de l'alimentation

Dans certains cas, l'alimentation, aussi bonne soit-elle, n'apporte pas suffisamment de vitamine E. Des suppléments peuvent être utiles.

Pensez à prendre plus de vitamine E

- Si vous prenez une pilule contraceptive
- Si vous vivez dans une atmosphère polluée
- Si vous êtes atteint d'une pathologie auto-immune
- Si vous vous exposez fréquemment au soleil

Fumeurs passifs et actifs

Chez les fumeurs le taux de vitamine E dans les poumons est plus bas que chez les non-fumeurs. Les oxydants contenus dans la fumée de cigarette consomment la vitamine E en grande quantité. Les fumeurs devraient avoir une alimentation riche en vitamine E. Or, une étude française a montré que plus de 80 % des adultes ne reçoivent pas les apports minimums conseillés en vitamine E. Quand les besoins sont augmentés, comme c'est le cas avec le tabac, il est nécessaire d'avoir recours à des suppléments.

Les personnes âgées

La vitamine E protégerait le cerveau de la personne âgée en empêchant l'accumulation des radicaux libres. En 2002, une étude américaine a ainsi mis en évidence qu'une supplémentation ou une consommation importante de vitamine E ralentit le déclin des fonctions cognitives et améliore les troubles de la mémoire. D'autres études ont montré que la vitamine E diminuerait aussi le risque de développer la maladie d'Alzheimer.

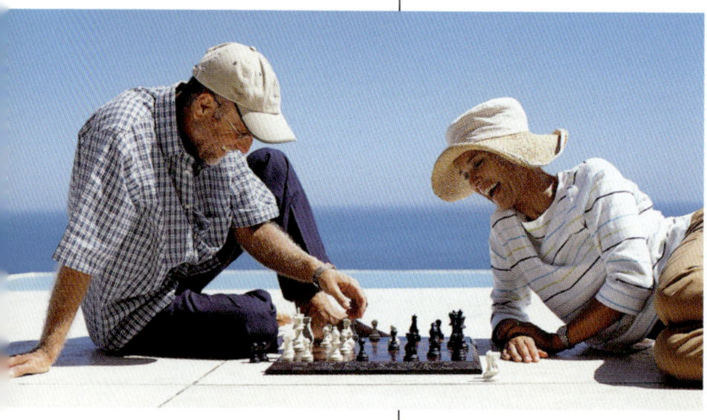

Si vous êtes sportif

Quand on fait du sport on augmente sa consommation d'oxygène et donc la production de radicaux libres, ce qui peut abîmer les tissus. On a alors besoin de plus d'antioxydants et de vitamine E notamment. Ainsi, après un exercice physique le taux de vitamine E dans les muscles diminue fortement. Un supplément de vitamine E donné à des athlètes permet de réduire la production de radicaux libres et de diminuer les atteintes des tissus.

Les malades cardiaques

Les suppléments de vitamine E diminuent le risque de maladies cardiovasculaires. Ainsi, une étude de 1996 portant sur 2 000 malades atteints d'affections cardiovasculaires a montré que la vitamine E réduisait le risque d'infarctus de 75 %. Dans une autre étude portant sur plus de 11 000 personnes âgées de plus de 65 ans, la supplémentation en vitamine E a réduit la mortalité globale de 27 % et le risque de mortalité par maladie cardiaque de 41 %.

Les diabétiques

Les personnes atteintes de diabète insulinodépendant devraient prendre des compléments de vitamine E. C'est en tout cas ce qui ressort d'une étude datant de 1999. En effet, une dose de 1 800 UI de vitamine E donnée pendant 4 mois à des sujets atteints de diabète de type 1 améliore deux des complications les plus graves du diabète : la rétinopathie et l'insuffisance rénale. Une étude récente montre également que la vitamine E permet une meilleure utilisation de l'insuline.

Dans quels cas ne pas prendre de trop fortes doses de vitamine E ?

- Si vous manquez de vitamine K
- Si vous prenez des médicaments qui fluidifient le sang
- Si vous devez subir une intervention chirurgicale
- Pendant le dernier mois de grossesse

LA VITAMINE E

Au service de la santé

Quand la vitamine E fait défaut, ce sont de nombreuses fonctions de l'organisme qui peuvent être touchées.

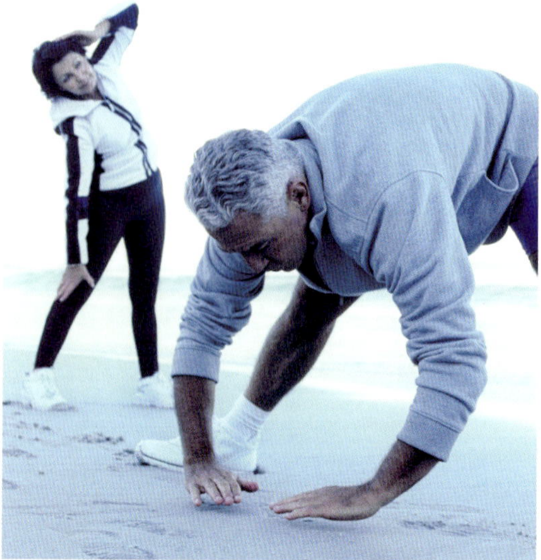

Une meilleure immunité

La découverte que la vitamine E améliore l'immunité est récente. Une étude de 1990 portant sur des personnes âgées a montré qu'une supplémentation en vitamine E pendant 30 jours améliore globalement la réponse immunitaire. D'autres études ont confirmé par la suite cette première constatation.

Pour la santé des artères

Dans le sang, la vitamine E empêche le cholestérol LDL de rancir et de se déposer dans les artères. Ainsi, plus le taux de vitamine E est élevé, plus le risque de maladies cardiovasculaires est bas.

Une étude menée auprès de 16 groupes de population en Europe a montré que le facteur majeur, qui expliquait 62 % des décès, était le taux très faible de vitamine E dans le sang. Deux études conduites aux États-Unis sur des infirmières et des médecins ont montré que celles et ceux qui avaient pris des suppléments de vitamine E pendant plus de 2 ans avaient un risque cardiovasculaire inférieur de 40 % à ceux qui consommaient peu de vitamine E.

L'étude CHAOS publiée dans le Lancet en 1996 a des résultats encore plus remarquables. Elle a montré que des suppléments quotidiens de vitamine E à des doses comprises entre 400 et 800 UI réduisent le risque d'infarctus non mortel de 75 % par rapport au groupe qui recevait un placebo.

Arthrose et arthrite

Les suppléments de vitamine E semblent efficaces dans les maladies articulaires. Une étude a trouvé que la vitamine E améliore l'état des patients atteints d'arthrose dans 75 % des cas. Une autre étude a comparé deux groupes de patients atteints d'arthrose et traités l'un par un médicament et l'autre par de la vitamine E à la dose de 400 mg par jour. Les résultats sont clairs : la vitamine E est aussi efficace que le médicament, les effets secondaires en moins. Cependant, toutes les études ne concluent pas de manière aussi positive.

Le vieillissement cutané

La vitamine E est le premier barrage protecteur contre le rayonnement solaire nocif. Stockée dans les parois des cellules, elle arrête les rayons ultraviolets qui, on le sait, sont un des facteurs de risque majeur du cancer de la peau. Le soleil est aussi à l'origine du vieillissement cutané prématuré qui atteint plus sévèrement le visage, le cou, le décolleté et le dos des mains. Si l'on reçoit trop d'ultraviolets, les radicaux libres produits en très grandes quantités vont attaquer les cellules de la peau, le collagène, le tissu de soutien de la peau, l'élastine. La peau devient rugueuse, elle perd sa souplesse, elle s'assèche. Les rides se creusent, des taches brunes s'installent, les petits vaisseaux sont plus apparents. En neutralisant les radicaux libres à l'intérieur même de l'épiderme, la vitamine E nous aide à garder une belle peau plus longtemps.

Vitamine E naturelle ou synthétique ?

Le terme de vitamine E, dans les suppléments vendus dans le commerce, s'applique essentiellement à l'alpha-tocophérol. Seule cette forme est disponible en France, soit sous forme naturelle, soit sous forme synthétique. L'alpha-tocophérol naturel, extrait des huiles végétales, s'appelle d-alpha-tocophérol. Sa cousine de synthèse est le dl-alpha-tocophérol. Mais le dl-alpha-tocophérol est en réalité un mélange de huit molécules dont une seule est reconnue par l'organisme. Cette forme synthétique est en moyenne deux fois moins active que la forme naturelle. Il faut donc en consommer deux fois plus pour parvenir aux mêmes résultats que ceux obtenus avec la forme naturelle. Mais comme elle est aussi moins chère, il n'y a finalement pas beaucoup de différences en terme de coût d'un traitement.

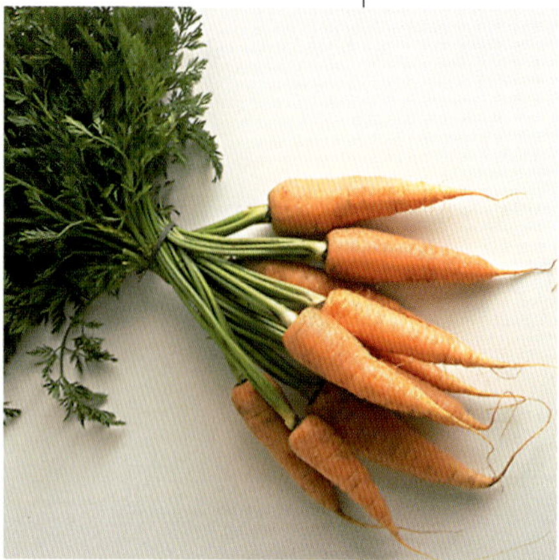

LES CAROTÉNOÏDES

Bêta-carotène, lycopène, lutéine, zéaxanthine

Ils donnent leur couleur aux fruits et légumes. Mais ils sont aussi nos précieux alliés contre le vieillissement.

Qu'est-ce que c'est ?

Les caroténoïdes sont des pigments fabriqués par les végétaux. Il en existe plus de 600 sortes. Les plus importants sont le bêta-carotène, l'alpha-carotène, la lutéine, la zéaxanthine et le lycopène.

Ce sont eux qui donnent aux fruits et légumes des couleurs orange, rouge ou jaune. Leur fonction essentielle est de protéger les plantes des dégâts des radicaux libres produits par l'exposition au soleil. Sans eux, les plantes seraient brûlées par les rayons du soleil.

Principaux caroténoïdes	Sources majeures
Bêta-carotène	Carotte, légumes à feuilles vert sombre, légumes crucifères, petits pois
Alpha-carotène	Carotte, citrouille
Bêta-cryptoxanthine	Piment rouge, papaye, orange, mangue, melon
Lycopène	Tomate, guava, melon, pamplemousse rose
Lutéine et zéaxanthine	Epinards, citrouille, brocoli et autres légumes crucifères

À quoi ça sert ?

La plupart des caroténoïdes ont une propriété antioxydante. Comme ils le font pour les plantes, ils nous aident à nous protéger de la lumière solaire. Ils interviennent là où l'on a le plus besoin d'eux, en première ligne face aux UV, dans la

peau et les yeux. Ainsi, la lutéine et la zéaxanthine présentes à haute concentration dans l'œil, seraient très efficaces pour prévenir la cataracte ou la dégénérescence maculaire de la rétine.
Les caroténoïdes protègent d'autres organes que la peau : le système cardiovasculaire, la prostate. Ceci est particulièrement vrai quand des radicaux libres sont produits en excès comme dans le tabagisme, l'exposition aux polluants atmosphériques...
Enfin, certains caroténoïdes comme le bêta-carotène donnent naissance à la vitamine A, vitamine indispensable à l'organisme puisqu'il ne sait pas la synthétiser.

Où les trouver ?

L'homme trouve une cinquantaine de caroténoïdes dans son alimentation habituelle. Le bêta-carotène, l'alpha-carotène, le lycopène, la cryptoxanthine, la zéaxanthine et la lutéine sont les caroténoïdes les plus courants. On les retrouve surtout dans les fruits et légumes de coloration rouge ou orangé puisque ce sont les caroténoïdes qui leur donnent cette couleur particulière.

Combien en faut-il ?

La dose quotidienne recommandée en bêta-carotène est exprimée en équivalent rétinol (ER) qui correspond à la forme active de la vitamine A. Les caroténoïdes sont en fait 6 fois moins actifs que le rétinol. L'Afssa conseille que l'apport en vitamine A soit fourni pour 60 % par des caroténoïdes provitamine A. Cela donne pour le bêta-carotène 350 ER par jour, soit 2,1 mg.

Y a-t-il un risque de surdose ?

Les caroténoïdes ne sont pas toxiques, ce qui n'est pas le cas de la vitamine A à haute dose. Mais deux études dans lesquelles de gros fumeurs avaient pris des doses très élevées de bêta-carotène ont donné des résultats désastreux. Le bêta-carotène à dose élevée n'est donc pas conseillé aux fumeurs, pas plus qu'aux buveurs réguliers d'alcool.

Principales sources de bêta-carotène	mg /100g
Huile de germe de blé	135
Huile de tournesol	60
Amande, noisette	45
Germe de blé	22
Huile d'arachide, huile de soja, huile de colza	25-30
Petit pois, salsifis	3
Avocat, épinard	2
Pain de seigle, poireau, tomate, brocoli	1

LES CAROTÉNOÏDES

Au-delà de l'alimentation

Dans certains cas, l'alimentation n'apporte pas suffisamment de caroténoïdes antioxydants. Il faut alors manger plus de fruits et légumes ou prendre des compléments.

Fumeurs : oui, mais...

Les fumeurs ont des taux de caroténoïdes bas. Et plusieurs études ont trouvé que, dans ce cas, le risque de cancer du poumon est élevé. D'où l'idée, émise dans les années 1980, de leur donner des suppléments de bêta-carotène à la manière d'un médicament. Mais dans une étude portant sur plus de 14 000 fumeurs ou anciens fumeurs, le groupe de volontaires qui prenait un tel supplément a connu une augmentation de cancers du poumon de 28 % par rapport au groupe qui prenait un placebo. Une autre étude, finlandaise cette fois, a donné des résultats similaires. Le bêta-carotène à dose élevée est donc déconseillé si vous fumez parce que la fumée du tabac l'oxyde et le transforme en molécule toxique. Ceci est peu probable avec du bêta-carotène à dose faible ou modérée lorsqu'il est donné avec d'autres antioxydants (vitamine C, vitamine E).

Si vous avez un taux élevé de cholestérol

Avec la vitamine E et la vitamine C, le bêta-carotène agit au cœur de la cellule pour préserver les graisses de l'oxydation. En effet, la graisse oxydée forme le mauvais cholestérol qui reste piégé dans la cellule et ne peut être évacué. Le bêta-carotène permet donc de diminuer le taux de ces mauvaises graisses et du cholestérol.

Stop aux infections

Parce que le bêta-carotène et le lycopène, un autre composant de la famille des caroténoïdes, stimulent les fonctions immunitaires, ils sont préconisés dans les problèmes d'infections à répétition. En effet, en cas d'infection, les réserves en vitamines s'épuisent rapidement. Les caroténoïdes agissent principalement au niveau de la lutte contre les bactéries en augmentant la production de cellules spécialisées.

Si vous vous exposez fréquemment au soleil

La peau concentre plusieurs caroténoïdes à sa surface pour se protéger du soleil : bêta-carotène, lycopène, lutéine, zéaxanthine. Mais à trop s'exposer, on fait baisser leurs taux. Or, non seulement ces caroténoïdes protègent la peau, mais ils stimulent aussi son immunité propre, un facteur anticancer très important. La plupart des études conduites sur l'exposition aux UV montrent que les volontaires qui suivent un régime riche en caroténoïdes (purée de tomate) ou qui prennent des compléments alimentaires contenant des caroténoïdes et/ou d'autres antioxydants ont moins de coups de soleil. Leurs cellules sont préservées.

Si vous avez des problèmes de peau

Dans les carences en caroténoïdes ou en vitamine A la peau est sèche, rugueuse. Pour réparer les cellules de la peau il peut être conseillé de prendre des suppléments de caroténoïdes. Des suppléments contenant du bêta-carotène peuvent être également recommandés dans certaines maladies dermatologiques comme l'eczéma ou l'acné.

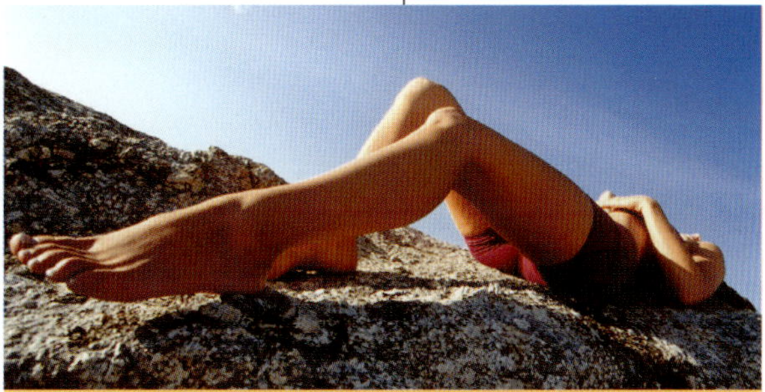

Les ultraviolets : des criminels auxquels on ouvre les pores

Les ultraviolets produits par le rayonnement solaire sont dangereux pour la peau parce qu'ils génèrent des radicaux libres. Il en existe deux types :

Les UVA pénètrent jusqu'au derme. Ils favorisent le vieillissement du derme, la sous-couche de la peau et peuvent être responsables des cancers de la peau.

Les UVB sont arrêtés par l'épiderme. Ce sont eux les responsables des coups de soleil, de l'accélération du vieillissement de la peau. Mais ils ont aussi des effets bénéfiques : ils sont anti-inflammatoires et antiallergiques.

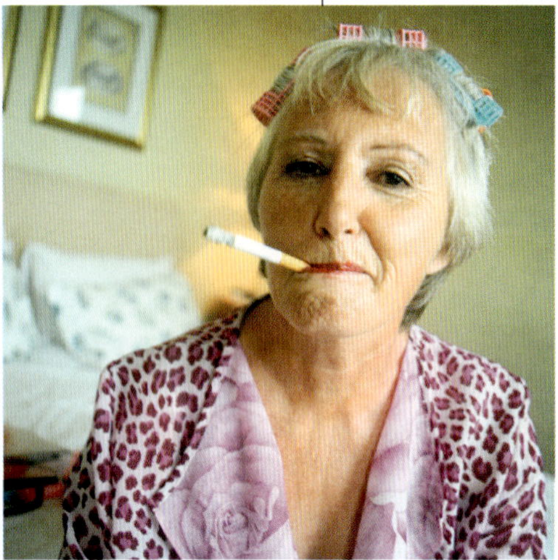

Suppléments de bêta-carotène et cancer : l'incertitude

Côté peau, d'abord. Si les suppléments de bêta-carotène diminuent bien les coups de soleil, ils ne semblent pas capables de prévenir le cancer de la peau.
Côté poumon ensuite. Deux études récentes chez des fumeurs qui prenaient des compléments de bêta-carotène ont jeté le trouble (lire page précédente). Heureusement, d'autres études n'ont pas trouvé d'effets indésirables. En fait, le bêta-carotène des fruits et légumes est sans danger, et très certainement bénéfique. Le bêta-carotène des suppléments, pour être bénéfique, doit être donné à dose faible et « entouré » par d'autres antioxydants qui empêchent les radicaux libres de l'oxyder. C'est le cas pour les compléments alimentaires vendus en pharmacie.

LES CAROTÉNOÏDES

Au service de la santé

Antioxydants avant tout, les caroténoïdes aident notre organisme à se préserver contre les méfaits du temps.

Prévenir le vieillissement des yeux

Les caroténoïdes jouent un rôle dans la prévention des maladies oculaires liées à l'âge telles que la cataracte et la dégénérescence maculaire de la rétine. En effet, ils s'opposent aux radicaux libres produits sous l'effet du rayonnement solaire mais aussi de la pollution ou de la fumée de cigarette. Une cigarette gardée au coin des lèvres est particulièrement toxique pour l'œil. Les radicaux libres sont responsables de l'oxydation des différents tissus de l'œil. Quand ils touchent le cristallin c'est la cataracte et quand ils touchent la rétine, c'est la dégénérescence maculaire.

Il y aujourd'hui un grand espoir de prévention de ces maladies grâce à un régime alimentaire riche en caroténoïdes (lutéine et zéaxanthine) tout au long de la vie ou à la prise de suppléments lorsque le risque de maladie est élevé.

Caroténoïdes et cancer : une affaire trouble

Longtemps méconnus, les caroténoïdes sont aujourd'hui au centre de nombreuses recherches qui étudient leurs propriétés protectrices contre certains cancers.
Les personnes consommant le plus de fruits et légumes riches en caroténoïdes, et particulièrement les végétariens, ont un taux de certains cancers plus bas que ceux qui en consomment moins. Ces personnes ont également moins de maladies cardiovasculaires.
En fait, le bêta-carotène, comme tous les autres antioxydants, protège l'ADN de nos cellules des dommages causés par les radicaux libres. Il contribue ainsi à la prévention des cancers. On voit là toute l'importance d'une alimentation riche en antioxydants et d'un mode de vie qui limite la production de radicaux libres. En pratique, cela veut dire consommer des fruits et légumes, arrêter de fumer, limiter l'exposition au soleil, fuir la pollution…
Malheureusement tout n'est pas si simple en ce qui concerne le bêta-carotène. Si les fruits et légumes sont à coup sûr des « anti-cancer », le doute subsiste pour les compléments de bêta-carotène.

Un autre caroténoïde, le lycopène, que l'on trouve dans la tomate, représente un espoir important dans la prévention du cancer de la prostate, une maladie qui épargne les gros consommateurs de sauce tomate, ketchup et autres pizzas…

Pour une belle peau !

Le lycopène est un puissant antioxydant, 100 fois plus efficace que la vitamine E pour neutraliser l'un des plus virulents agresseurs de la peau, une particule réactive appelée oxygène singulet, qui se forme dès l'exposition au soleil. Quand vous avalez du lycopène, qu'il provienne de l'alimentation ou d'un complément alimentaire, il va protéger pendant quelques heures les cellules spécialisées de la peau – les kératinocytes – de la destruction par les radicaux libres. Mais ce lycopène conduit aussi les kératinocytes à se multiplier comme l'ont montré plusieurs études scientifiques. Cela signifie que vos cellules sont plus nombreuses et qu'ainsi la peau se redensifie.

LES OLIGO-ÉLÉMENTS

Le sélénium : un antioxydant majeur

On a longtemps cru qu'il était dangereux. Mais cet oligo-élément est l'une de nos armes les plus efficaces contre les radicaux libres.

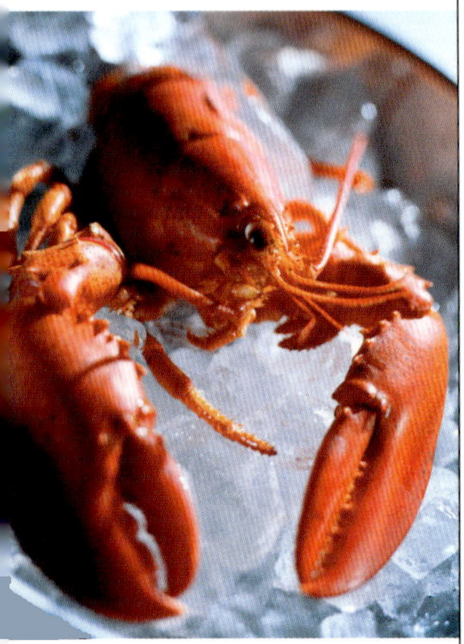

Qu'est-ce que c'est ?

Le sélénium est un oligo-élément présent dans le sol. Il est capté par les plantes qui le transforment en composé assimilable par notre organisme comme la sélénométhionine. Il entre ainsi dans la chaîne alimentaire. Ce minéral pourtant présent en très faible quantité dans notre organisme est indispensable à la vie. La concentration de sélénium dans le sol varie fortement en fonction des régions.

Dans l'Ohio par exemple où le sol est très pauvre en sélénium le taux de cancers est deux fois plus élevé que dans le Dakota où le sol est particulièrement riche.

À quoi ça sert ?

Il est d'abord antioxydant, c'est à dire qu'il s'oppose à l'action néfaste des radicaux libres. En effet, il est nécessaire au fonctionnement de la glutathion peroxydase (GPx). Cette enzyme présente dans notre organisme fait partie de notre système de défense interne contre les radicaux libres. Si vous manquez de sélénium, votre enzyme GPx fonctionne mal et vous ne pouvez pas vous protéger efficacement contre les radicaux libres. Un taux bas de GPx peut, à long terme, augmenter le risque de maladies cardiovasculaires. Une étude américaine sur 30 000 personnes qui a duré douze ans a ainsi montré qu'un supplément quotidien de sélénium permet de diminuer le risque de cancers du poumon, de l'œsophage,

du colon et surtout de la prostate. Le sélénium est d'autant plus efficace qu'il est associé à d'autres antioxydants comme la vitamine E. L'étude NPC (Nutritional Prevention of Cancer) a montré qu'une supplémentation en sélénium réduit la mortalité par cancer de 50 %.
Le sélénium protège aussi le système immunitaire, favorise la production et la mobilité des spermatozoïdes, aide à fluidifier le sang, contribue à éliminer les produits toxiques comme le mercure ou le plomb et enfin a des propriétés anti-inflammatoires. Mais lorsqu'il est présent en trop grande quantité dans l'organisme, il devient toxique.

Combien en faut-il ?

Les besoins quotidiens se situent autour de 60 mcg (microgrammes) chez la femme et 80 mcg chez l'homme, mais de nombreuses études suggèrent qu'il faille en recevoir 100 à 200 mcg par jour pour une efficacité antioxydante optimale. Des apports inférieurs à 30 mcg/j entraînent une carence et des conséquences graves pour le cœur. Le sol français étant pauvre en sélénium, la dose moyenne apportée par l'alimentation se situe aux alentours de 45 mcg/j, d'où souvent la nécessité de prendre des suppléments.

Principales sources de sélénium	mcg /100g
Orge	70
Huîtres, homard	65
Pain	27
Œufs	20
Champignons	13
Poulet	10
Fromage	9
Carotte	2

Y a-t-il un risque de surdose ?

À fortes doses, le sélénium est un poison. L'inhalation de poussières ou de fumées riches en sélénium dans certaines industries peut provoquer une intoxication aiguë : maux de tête, nausées, vomissements, problèmes oculaires et cutanés. De même, certains shampoings riches en sélénium sont à utiliser avec prudence surtout chez les enfants. En revanche, l'alimentation est rarement à l'origine d'un surdosage. Selon des études, des doses de l'ordre de 500 mcg/j n'ont entraîné aucun trouble.

LES OLIGO-ÉLÉMENTS
Le zinc

Voici un élément majeur de la protection contre le vieillissement. Et pourtant il manque souvent dans l'alimentation.

Qu'est-ce que c'est ?

Le zinc est un oligo-élément présent en très faible quantité dans notre organisme. Notre corps en contient environ 2 g, répartis entre les muscles (65 %) et les os (20 %).
On le retrouve dans toutes les cellules, notamment dans les glandes surrénales, la peau, certaines zones du cerveau, le pancréas, l'œil, la prostate et le sperme.

À quoi ça sert ?

Il est indispensable pour le fonctionnement de plus de deux cents réactions chimiques, en particulier à la superoxyde dismutase (SOD), une enzyme dont on sait le rôle dans la lutte contre les radicaux libres.
Il participe également à la synthèse du support de notre code génétique, celle des protéines, aux processus immunitaires, à la reproduction, à la croissance. Il intervient aussi dans la vision, le goût et l'odorat.

Le zinc au service de notre santé

Les études montrent que de nombreux Français manquent de zinc. D'où l'intérêt de prendre des compléments alimentaires qui en contiennent.

Il est efficace :

- Dans le rhume : environ 50 % des études réalisées montrent que les pastilles à base de zinc diminuent la durée du rhume et la sévérité des symptômes.
- Dans les cancers : le zinc aurait une action préventive dans certains cancers, notamment les cancers de l'œsophage, des bronches ou de la prostate. Ainsi une carence

Qui devrait prendre des suppléments ?

Si vous êtes diabétique, si vous consommez beaucoup d'alcool, si vous avez une maladie rénale ou une maladie digestive comme la maladie de Crohn, si vous prenez des contraceptifs oraux ou des diurétiques, vous avez un risque élevé d'être déficient en zinc. Cette carence est le plus souvent responsable d'une diminution des défenses immunitaires, des troubles de l'odorat et du goût, une diminution de la fertilité masculine, l'apparition de dermatites, de diarrhée, de dépression, une perte de poids, de l'irritabilité, de l'apathie.

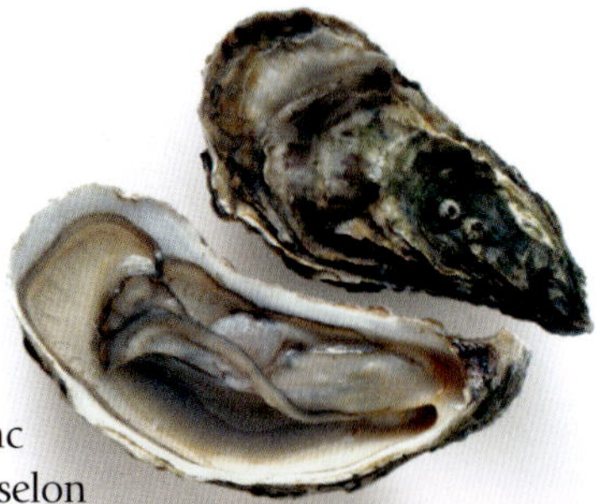

en zinc serait associée à des taux plus élevés de ce type de cancer. Mais donner du zinc en trop grande quantité pourrait également favoriser le développement d'une tumeur débutante.

• Dans l'herpès labial : un onguent à base de zinc peut réduire la durée et la gravité de l'herpès labial selon une étude parue en 2001.

• Dans l'acné : quelques études ont pu mettre en évidence que des suppléments quotidiens de zinc aident à réduire l'inflammation des lésions d'acné.

• Dans la dégénérescence maculaire liée à l'âge : selon l'étude AREDS, le zinc, associé au bêta-carotène et aux vitamines C et E, permet de réduire de 27 % la perte de l'acuité visuelle.

Les aliments riches en zinc	mg /100g
Huître	16
Foie de veau ou de porc	9
Germe de blé	7
Pain complet, noix de cajou	5
Viande de bœuf, amandes	4
Soja, cacahuètes, flocons d'avoine	3
Lentilles, noix, volaille	2,5
Poissons gras, crustacés, pois	2

Combien en faut-il ?

Sont recommandées une dose quotidienne de 12 mg chez la femme, de 15 mg chez l'homme et de 10 mg chez les enfants de moins de 10 ans. Pendant la grossesse les besoins augmentent aux alentours de 20 mg par jour.

Cependant des doses plus élevées de l'ordre de 20 à 30 mg par jour (alimentation plus supplémentation) semblent requises pour optimiser l'activité antioxydante.

Y a-t-il un risque de surdose ?

Il ne faut pas prendre plus de 50 mg de zinc par jour sur une longue période, au risque d'être confronté à une baisse de l'immunité. Il ne faut pas prendre de supplément de zinc en cas d'infection bactérienne car les bactéries utilisent le zinc pour proliférer.

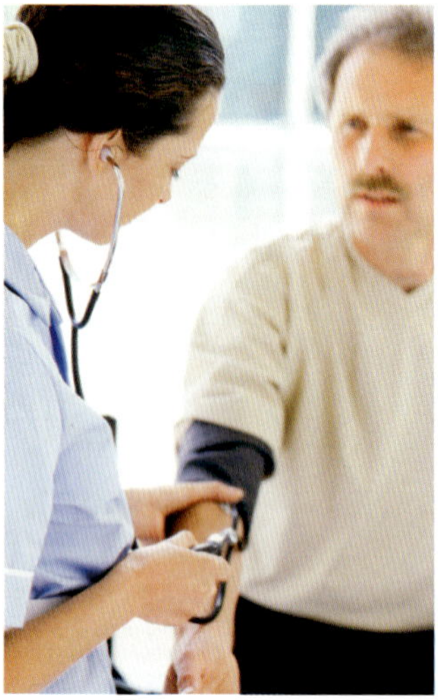

Le magnésium

Protecteur du cœur et du système nerveux. Et anti-oxydant aussi.

À quoi ça sert ?

Le magnésium est surtout connu pour ses propriétés sédatives et son emploi dans la spasmophilie, le stress ou l'anxiété. Mais il a également une action antioxydante. En effet, un déficit en magnésium entraîne au niveau cellulaire, une accumulation de fer qui favorise alors la production des radicaux libres.

Le magnésium au service de la santé

Un taux élevé de magnésium est associé à un risque plus faible de maladies coronariennes et d'accidents vasculaires cérébraux. Une équipe de chercheurs californiens a montré que la prise d'un supplément de magnésium (350 mg, deux fois par jour), prévient les crises d'angine de poitrine et procure une meilleure résistance à l'effort chez les personnes atteintes de maladies coronariennes. Plusieurs études, dont une portant sur 30 000 hommes américains, ont également montré que les régimes riches en magnésium diminuent le risque d'hypertension.

Les apports quotidiens en minéraux recommandés pour un adulte par l'Organisation Mondiale de la Santé

Calcium	800 mg
Phosphore	800 mg
Magnésium	350 mg
Zinc	15 mg
Fer	15 mg
Manganèse	3,5 mg
Cuivre	2 mg
Sélénium	75 mcg
Chrome	25 mcg
Cobalt	0,3 mcg

Où le trouver ?

Les aliments les plus riches en magnésium sont par ordre décroissant : le cacao, le soja, les amandes, les haricots blancs, les noix, le pain complet, le maïs.

Combien en faut-il ?

300 à 500 mg par jour sont recommandés chez l'adulte. Ces besoins sont augmentés pendant la grossesse.

En France, 50 à 60 % des adultes manquent de magnésium. Si vous êtes stressé(e), si vous consommez de l'alcool, si vous faites beaucoup de sport, si vous prenez une pilule contraceptive, alors vos besoins sont augmentés. Il est souhaitable alors de prendre des compléments, d'autant que les chercheurs pensent de plus en plus que le déficit en magnésium pourrait être responsable en partie des maladies cardiovasculaires et qu'il contribuerait aux processus du vieillissement en augmentant la vulnérabilité aux maladies qui lui sont liées.

Y a-t-il un risque de surdose ?

Pas aux doses recommandées, mais des apports supérieurs à 1 g par jour peuvent représenter un risque pour les reins.

Les aliments riches en magnésium	mg /100g
Cacao en poudre	410
Soja	300
Amande	250
Arachide, haricot blanc	170
Noix	140
Pain complet	130
Maïs	120
Riz complet	115
Lentille, oseille	90
Epinard	60
Betterave, petit pois	25

Le cuivre **Indispensable, mais gare aux surdoses.**

À quoi ça sert ?

C'est d'abord un anti-infectieux de premier plan. Il lutte contre les virus et les bactéries, stimule la production des anticorps. Il est aussi antioxydant. En effet, avec le zinc, le cuivre est indispensable au fonctionnement de la SOD, cette enzyme qui est l'une des défenses internes de l'organisme contre les radicaux libres. Il agit aussi au niveau de la peau en favorisant la production de mélanine ; on l'utilise d'ailleurs dans le vitiligo (dépigmentation de la peau).

Où le trouver et combien en faut-il ?

Le cuivre est présent dans tous les aliments, mais surtout dans le foie, les crustacés, le cacao, les noix et les céréales.
Les 2 mg par jour conseillés sont normalement apportés par une alimentation variée.

Y a-t-il un risque de surdose ?

Oui, et la surcharge en cuivre est bien plus fréquente que la carence. Un excès chronique de cuivre est responsable de diarrhées, de douleurs abdominales, voire de cirrhose du foie. La déficience, bien que plus rare, serait un facteur de risque des maladies cardiovasculaires.

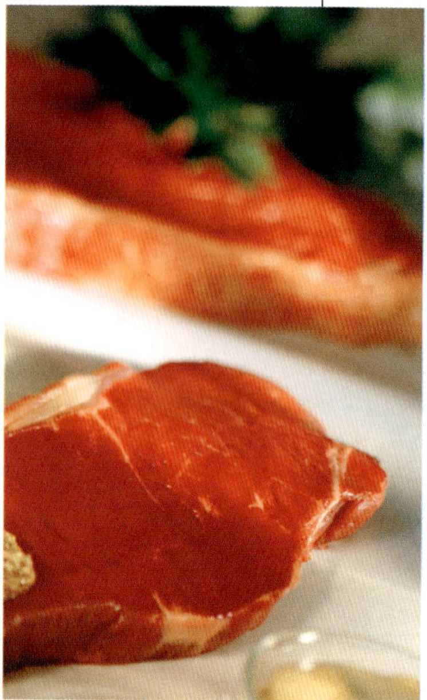

LES OLIGO-ÉLÉMENTS

Le fer

Indispensable à la vie parce qu'il transporte l'oxygène dans le sang, le fer est pourtant, à forte dose, un ennemi.

Qu'est-ce que c'est ?

Le fer est un oligo-élément. En moyenne, les hommes en renferment 3,8 g et les femmes 2,3 g. Il existe dans la nature sous deux formes principales :

- le fer héminique présent dans les aliments d'origine animale est facilement absorbé par notre organisme ;
- le fer non héminique présent dans les aliments d'origine végétale est moins bien absorbé en raison de la présence d'acide phytique, un composé qui le « séquestre ».

Notre organisme ne fabrique pas de fer, il doit donc être intégralement apporté par l'alimentation.

À quoi ça sert ?

Si Hippocrate prescrivait déjà des produits riches en fer pour traiter la fatigue, ce n'est qu'en 1887 qu'un chimiste français a démontré que le fer est essentiel.

Son principal rôle est d'assurer le transport de l'oxygène dans le sang. En effet, c'est le constituant de l'hémoglobine contenue dans les globules rouges. Si on manque de fer, le taux d'hémoglobine chute, c'est l'anémie.

On le trouve aussi dans la myoglobine des muscles où il participe à la production de l'adénosine triphosphate ou ATP qui est la première source d'énergie pour notre corps.

Enfin, il intervient dans l'activité d'une enzyme anti-oxydante importante, la catalase.

Le fer au service de la santé : des études contrastées

Prendre un complément en fer quand on en manque paraît une évidence, mais il faut toujours le faire sur la base d'un contrôle biologique et sur avis médical. Certaines études ont en effet montré que lorsqu'on a trop de fer (parce qu'on consomme de la viande, des charcuteries ou des suppléments de fer en excès) on court un risque plus élevé de cancer digestif, mais aussi de maladies cardiovasculaires. En effet, en excès dans l'organisme, le fer n'est plus antioxydant : il génère au contraire un radical libre très toxique : le radical hydroxyle. Il est donc pro-oxydant.

Où le trouver ?

La viande rouge, la volaille, le poisson et les fruits de mer renferment à la fois du fer héminique et non héminique. Les fruits secs, les légumineuses, le jaune d'œuf, les légumes verts, les noix, renferment uniquement du fer non héminique. Le calcium du lait, le thé, le café, les phytates contenus dans les légumes et les céréales diminuent l'absorption du fer.

Combien en faut-il ?

Certaines personnes ont plus de risque de manquer de fer. C'est le cas des femmes en âge de procréer, des femmes enceintes, des enfants pendant les périodes de croissance, des personnes végétariennes, des sportifs de haut niveau, des personnes âgées. En cas d'anémie vérifiée, votre médecin vous prescrira un supplément en fer.

Teneur en fer de quelques aliments

Aliment	mg /100g
Boudin noir	22
Foie	15
Céréales au son	15
Lentilles sèches, germe de blé	8
Haricots blancs	10
Muesli	5

Apports recommandés en mg

	Homme	Femme
De 0 à 6 mois	0,27	0,27
De 7 à 12 mois	11	11
De 1 à 3 ans	7	7
De 4 à 8 ans	10	10
De 9 à 13 ans	8	8
De 14 à 18 ans	11	15
De 19 à 50 ans	8	18
Plus de 51 ans	8	8
Femmes enceintes		27
Femmes qui allaitent		10

LES AUTRES ANTIOXYDANTS

Les flavonoïdes

Contenus dans le thé, le vin et dans de nombreux fruits et légumes, les flavonoïdes sont de remarquables antioxydants.

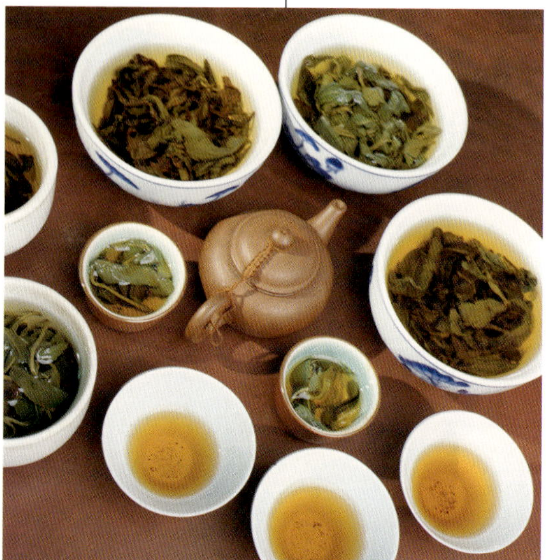

Thés ou tisanes, des concentrés de flavonoïdes

Il existe plusieurs types de thé. Deux sont particulièrement riches en flavonoïdes et ils sont donc à recommander pour la consommation courante. Il s'agit :

- Du thé vert qui contient 31 % de flavonoïdes
- Du thé noir qui en contient 33 %.

Une tasse de thé contient en moyenne 200 mg de flavonoïdes. Et selon les experts, une infusion de thé apparaît deux à trois fois plus active que les composants des fruits et légumes les plus répandus. Les tisanes apportent aussi de grandes quantités de flavonoïdes.

Qu'est-ce que c'est ?

Le terme flavonoïde rassemble de nombreux composés naturels répartis en plusieurs familles dont les plus importantes sont les flavones et les isoflavones. Ce sont des pigments naturels qui donnent leurs couleurs aux plantes. On les trouve donc dans les plantes très colorées comme les légumes vert foncé ou les fruits rouges.

À quoi ça sert ?

Si les flavonoïdes donnent leur couleur aux plantes, ce n'est pas seulement pour faire joli. En effet, la coloration leur permet d'attirer les insectes afin que ceux-ci se chargent de pollen. Ainsi, la reproduction de la plante sera assurée. Les flavonoïdes peuvent même par leur goût désagréable repousser certains insectes et ainsi protéger les plantes.

Chez l'homme, les propriétés des flavonoïdes sont de mieux en mieux connues. On leur reconnaît désormais des fonctions antioxydantes certaines, mais également anti-virales, anti-inflammatoires et anti-cancéreuses.

Les flavonoïdes au service de notre santé

Les études chez l'homme ont permis de montrer que les flavonoïdes, et notamment les isoflavones contenus dans le soja, permettent de réduire le taux de mauvais cholestérol.
Certaines études ont également montré que la consommation d'aliments riches en flavonoïdes diminuerait le risque de cancer, notamment ceux du sein et de la prostate. Les Asiatiques, grands consommateurs de thé riche en flavonoïdes et de soja riche en isoflavones ont aussi un taux de cancers très bas par rapport aux Occidentaux.

Un flavonoïde de choc : la quercétine

La quercétine est un des flavonoïdes les plus actifs. On la retrouve notamment dans plusieurs plantes médicinales comme le ginkgo ou le millepertuis. La quercétine diminuerait le risque cardiovasculaire et le risque de cancers. Une étude de 1993 portant sur 805 hommes a ainsi montré que la consommation régulière d'aliments riches en flavonoïdes réduit la mortalité par maladie cardiaque.
D'autres études sur des animaux ont montré que la quercétine peut diminuer le risque de cancer et protéger de la cataracte.

Où les trouver ?

On trouve les flavones dans les oignons qui en contiennent 15 mg pour 100 g, dans les pommes, le thé, les tisanes, le vin rouge, les baies comme les groseilles, les haricots verts, le cacao et le chocolat. Les isoflavones sont présentes dans le soja surtout, mais aussi dans les légumineuses, les oignons, les pommes, le vin rouge, les agrumes et le thé (vert ou noir).

Combien en faut-il ?

Les flavonoïdes ne sont pas considérés comme des nutriments essentiels. Il n'existe donc pas de besoins quotidiens recommandés. Pour être sûr(e) de faire le plein de flavonoïdes, consommez chaque jour des fruits et légumes et buvez thé et tisanes.

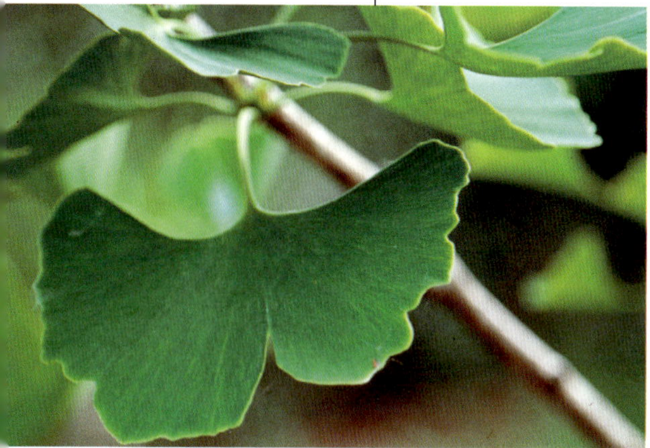

LES AUTRES ANTIOXYDANTS

Le ginkgo

Les extraits de Ginkgo biloba sont réputés pour leurs vertus médicinales et… antioxydantes.

Qu'est-ce que c'est ?

Cet arbre mythique venu d'Asie peuplait déjà la Terre il y a 300 millions d'années. Très résistant aux stress environnementaux notamment à la pollution, il peut vivre mille ans et atteindre 40 à 50 mètres de hauteur.

À quoi ça sert ?

Il est utilisé par les Chinois depuis plus de 3 000 ans à la fois comme aliment et comme médicament dans l'asthme ou les bronchites. Mais c'est seulement dans les années 1950 que les chercheurs ont étudié les pouvoirs thérapeutiques des feuilles du ginkgo.
Désormais il est utilisé pour améliorer la mémoire et les fonctions cognitives notamment dans la maladie d'Alzheimer. L'extrait de feuilles de ginkgo entraîne une vasodilatation ce qui améliore la circulation sanguine en particulier au niveau cérébral. Bien qu'on n'en connaisse pas le mécanisme précis, les chercheurs pensent qu'un ensemble de composés ayant à la fois des propriétés anti-plaquettaires, antioxydantes et neuroprotectrices intervient.

Le ginkgo pour une meilleure santé

Plus de 400 études scientifiques ont été réalisées chez l'homme sur les effets thérapeutiques du ginkgo.

Dans l'insuffisance cérébrale et la démence sénile tout d'abord, les extraits des feuilles de ginkgo traitent le plus souvent avec succès les symptômes de la démence.
Le ginkgo permettrait également aux patients atteints de claudication intermittente de marcher plus longtemps sans douleur. C'est ce que confirme une revue des études publiée en 2000. Dans deux études le ginkgo a également fait la preuve de son efficacité dans la prévention du mal des montagnes. Il aiderait aussi à protéger les extrémités contre le froid intense.
D'autres études sont en cours pour confirmer le rôle bénéfique de cet extrait dans la dégénérescence maculaire liée à l'âge et le glaucome.

Qui ne devrait pas prendre de ginkgo biloba ?

Les hémophiles, les personnes qui vont subir une opération chirurgicale, celles prenant des anticoagulants ou des anti-inflammatoires ne devraient pas prendre de ginkgo. En effet, le ginkgo fluidifie le sang.

Le pollen : un complément multi-fonction

Riche en minéraux (cuivre, fer, magnésium, potassium et silicium), en vitamines A, B, C et E, le pollen (tout comme la propolis et le miel, autres produits de la ruche) a des propriétés antioxydantes. Certains l'utilisent pour combattre la fatigue, le stress, les infections, les inflammations de la prostate ou les pertes de mémoire. Il protège aussi la peau, les cheveux et les ongles.

Combien en faut-il ?

La dose recommandée dépend généralement du trouble à traiter. Pour information on notera que dans les études portant sur les troubles de la mémoire des personnes âgées, les doses d'extrait de feuilles utilisées varient de 120 mg à 240 mg par jour pendant 3 à 6 mois.

Y a-t-il un risque de surdose ?

A priori, il n'y pas de danger de surdosage avec les extraits de feuille de ginkgo. En revanche, certains effets secondaires comme des troubles gastro-intestinaux, ou plus rarement des maux de tête ou des vertiges ont été décrits.

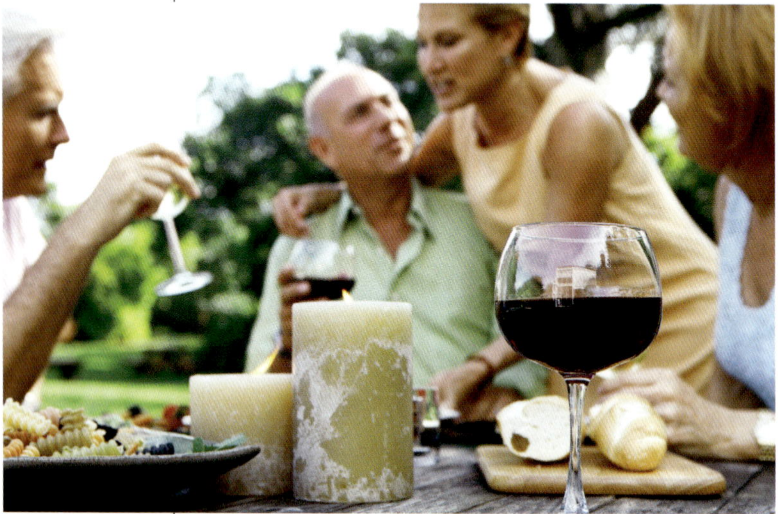

LES AUTRES ANTIOXYDANTS

Le vin

Parce qu'il est riche en tanins de la famille des flavonoïdes, le vin est un antioxydant efficace dans la prévention des maladies cardiovasculaires.

Consommer du vin de façon régulière mais surtout modérée permet de réduire le risque de maladie cardiovasculaire de 10 à 40 % selon les études. Ce pouvoir, le vin le doit à ses tanins et aux polyphénols, des substances très actives qui appartiennent à la famille des bioflavonoïdes.

Bon pour le cœur

Les tanins sont en effet des antioxydants puissants qui agissent au niveau de notre système cardiovasculaire. La consommation modérée de vin entraîne une augmentation du bon cholestérol et fluidifie le sang ce qui protège de l'infarctus. Mais une consommation d'alcool trop élevée favorise les cancers.

Préférez le rouge au blanc

C'est dans la peau du raisin que l'on trouve la majorité des composés actifs de ce fruit. La peau est conservée durant la fabrication du vin rouge alors qu'elle est retirée pour celle du vin blanc. Le vin rouge contiendrait jusqu'à cinq fois plus de polyphénols que le vin blanc et serait donc meilleur pour la santé. En revanche, la concentration et l'efficacité des flavonoïdes du vin diminuent avec l'âge de la bouteille, ce qui fait que les grands crus sont moins protecteurs que des vins plus récents.

Attention à l'excès

Au-delà d'un verre de vin par jour les effets positifs sur les maladies cardiovasculaires se font moins sentir. Et au-delà de quatre à cinq verres par jour (trois pour les femmes) le vin devient carrément dangereux pour la santé. Quand l'alcool est consommé en trop grandes quantités, il augmente la production de radicaux libres et favorise ainsi de nombreuses maladies : cancers, cirrhose, accidents vasculaires cérébraux… Ainsi une consommation de plus de deux verres par jour est associée à un risque plus élevé de cancers de la bouche, du pharynx, du larynx et de l'œsophage.

Le vin en chiffre

700 :
c'est le nombre de calories qu'apporte un litre de vin à 12 degrés.

30,8 millions :
c'est le nombre de Français de plus de 14 ans qui se déclarent consommateurs de vin.

24 :
c'est le pourcentage de personnes qui sont des consommateurs réguliers de vin.

88 :
c'est le pourcentage de la population française de plus de 14 ans qui consomme des boissons alcoolisées, vin compris. Parmi eux, 39 % en consomme fréquemment et 33 % rarement.

Combien y a-t-il d'alcool dans un verre ?

	%	Volume	quantité
1 verre de bière	5 %	350 ml	13,5 g
1 verre de vin	12,5 %	125 ml	12 g
1 verre de liqueur	40 %	40 ml	12,8 g

Les Français et l'alcool

Les Français sont de grands consommateurs de vin. Selon une étude conduite par l'INRA, chaque Français (tous âges confondus) en consomme 57 litres par an, les Anglais seulement 16 litres, les Américains 8 litres et les Japonais 3 litres. De plus, le vin est la principale boisson alcoolisée puisqu'il représente environ 60 % de la consommation d'alcool.

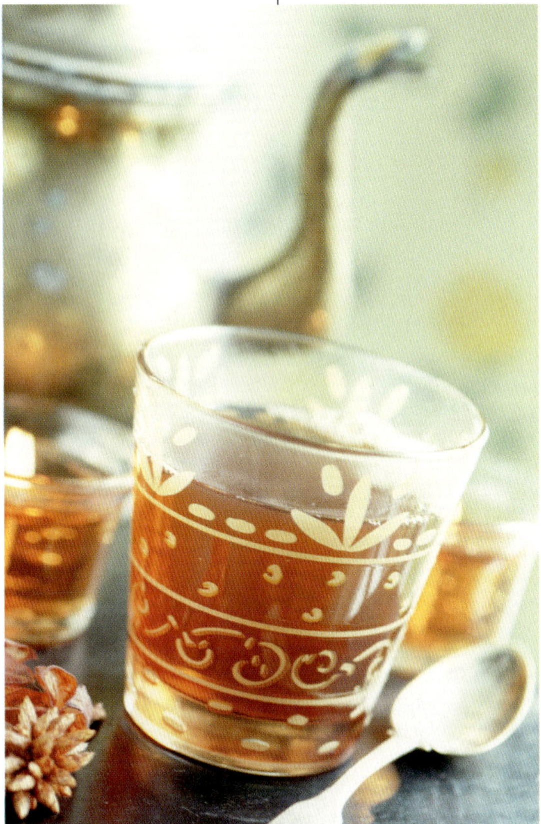

Thé ou café ?

Pour certains, entre thé et café, le cœur balance. Et c'est souvent une affaire de goût. Si vous voulez en faire une affaire de santé, une chose est sûre, il vaut mieux choisir le thé. Le café apporte certes des antioxydants mais il augmente le taux sanguin d'homocystéine, une substance connue comme étant l'un des facteurs de risque des maladies cardiovasculaires. Enfin le café, contrairement au thé, élève la tension artérielle.

Les bienfaits du thé

Deuxième boisson la plus consommée dans le monde après l'eau, le thé est connu pour ses effets bénéfiques sur les maladies cardiovasculaires et sur certains cancers.

Boire du thé est bon pour la santé. Les Asiatiques qui en consomment en moyenne trois tasses par jour vivent plus vieux et ont un taux de cancers plus faible que les Occidentaux. C'est au Japon où l'espérance de vie est la plus haute (84,7 ans pour les femmes et 77,5 ans pour les hommes) qu'il y a le moins de cancers du côlon et du sein, mais aussi des taux beaucoup moins élevés de maladies cardiovasculaires, de diabète et d'obésité.

Haut les cœurs !

Parce qu'il est riche en antioxydants, flavonoïdes notamment, le thé neutralise les radicaux libres produits par notre organisme, mais aussi ceux de la fumée de cigarette, de la pollution ou de l'exposition au soleil. Ainsi, il diminue l'oxydation du cholestérol, protège les artères contre l'athérosclérose et prévient l'infarctus du myocarde. En plus, parce qu'il contient de la théophylline, il dilate les artères, ce qui diminue la tension artérielle. Une étude portant sur 12 763 hommes dans sept pays a mis en évidence que la consommation de flavonoïdes, apportés principalement par le thé, diminue le risque de maladies coronariennes.

Teneur en caféine de quelques boissons

	Volume (en ml)	Teneur en caféine (en mg)
Café filtre	175	108 à 180
Café instantané	175	60 à 90
Thé	175	46
Cola	350	28 à 64
Thé glacé	250	9 à 45

Qu'est-ce que contient une feuille de thé fraîche ?

Constituants	Teneur en % du poids sec
Polyphénols	36 %
Carbohydrates	25 %
Protéines	15 %
Lignines 6,5 %	
Minéraux	5 %
Acides aminés	4 %
Méthyl xanthines	3,5 %
Lipides 2 %	
Acides organiques	1,5 %
Clorophylle	0,5 %
Caroténoïdes	< 0,1 %

À bas les cancers !

C'est toujours grâce à ses agents antioxydants que le thé est un formidable atout contre certains cancers. Dans une étude réalisée en Chine, le risque de cancer de l'œsophage était réduit de moitié chez les consommateurs réguliers de thé vert. Une autre étude réalisée aux USA sur 35 369 femmes suivies pendant 8 ans a mis en évidence une relation entre la consommation de thé et les cancers digestifs et urinaires.

Toutes les études ne sont pas aussi catégoriques mais vous pouvez continuer tranquillement à consommer du thé d'autant que c'est une boisson très peu calorique : seulement 2 calories (kcal) pour une tasse.

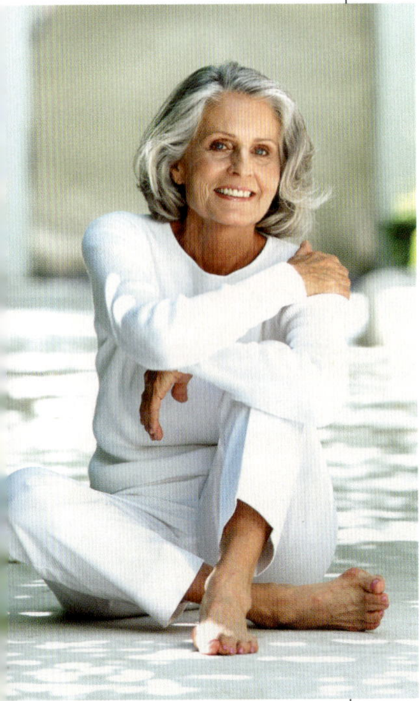

BIEN VIEILLIR, C'EST POSSIBLE

Un environnement sain

Pour vivre mieux, pour vivre vieux, une solution à la portée de tous : soigner son alimentation et son environnement.

L'espérance de vie ne cesse de progresser depuis la fin du XIXe siècle. Mais encore faut-il vieillir en bonne santé. Pour cela, l'alimentation joue un rôle essentiel. Mais insuffisant.

L'une des meilleures stratégies contre les radicaux libres consiste à éviter les expositions prolongées au soleil et à arrêter de fumer. Et pendant qu'on y est, à diminuer les attaques provenant des autres polluants que l'on inspire au bureau et à la maison.

Cernés par les COV

À la pollution du tabac s'ajoute en effet celle de centaines de molécules agressives issues des moquettes, peintures, désodorisants… qu'on appelle composés organiques volatils (COV). On en trouve 50 à 300 dans un logement moyen.

Les moquettes et leurs colles dégagent du formaldéhyde. Les peintures à l'eau émettent des aldéhydes, des biocides, des éthers de glycol et autres solvants réactifs. Les boules de naphtaline dégagent un cousin du benzène, le p-dichlorobenzène qui provoque des irritations de l'œil et de la peau. Les vêtements ramenés du pressing sont chargés de trichloréthylène, qui diffuse dans toute la maison. Les parfums et désodorisants d'intérieur dégagent du benzaldéhyde et d'autres molécules irritantes.

Des recherches conduites à la NASA ont aussi montré que les plantes vertes, fougères notamment, gobent activement les COV.

L'eau toxique

L'eau elle-même peut être une source appréciable de COV. Pour traiter l'eau, les distributeurs utilisent des agents chimiques comme le bromoforme, le trihalométhane ou le chlore qui donne naissance à du chloroforme. Lorsqu'on prend une douche de plus de dix minutes, on risque d'inhaler ou d'absorber par la peau des quantités importantes de chloroforme. Selon une étude américaine de 1998, ces produits seraient responsables d'eczéma et maladies de la peau. Il peut être judicieux d'installer un filtre dans votre salle de bains. La toute nouvelle Agence française de sécurité sanitaire environnementale (Afsse) a fait de l'évaluation des relations entre environnements intérieurs et santé l'une de ses priorités.

6 règles pour ne pas « rouiller »

1

Augmentez la proportion de fruits et légumes dans votre alimentation ;

2

Évitez l'exposition au soleil : les ultraviolets sont très nocifs, mais un minimum est cependant nécessaire ;

3

Soyez zen : le stress augmente la production des radicaux libres ;

4

Abandonnez définitivement la cigarette : chaque bouffée de cigarette fait rentrer 10 000 000 000 000 000 radicaux libres dans vos poumons ;

5

Choisissez de vivre dans une atmosphère la moins polluée possible ;

6

Évitez les grillades dont les parties noircies sont toxiques.

Pour un environnement sain

- Choisissez chez vous des matériaux inertes comme le bois, la pierre, les fibres naturelles ;
- Évitez les moquettes ;
- Attendez avant d'habiter des lieux fraîchement peints ;
- Aérez les vêtements nettoyés à sec avant de les suspendre dans une armoire ;
- Limitez l'usage des insecticides et des désodorisants d'intérieur.

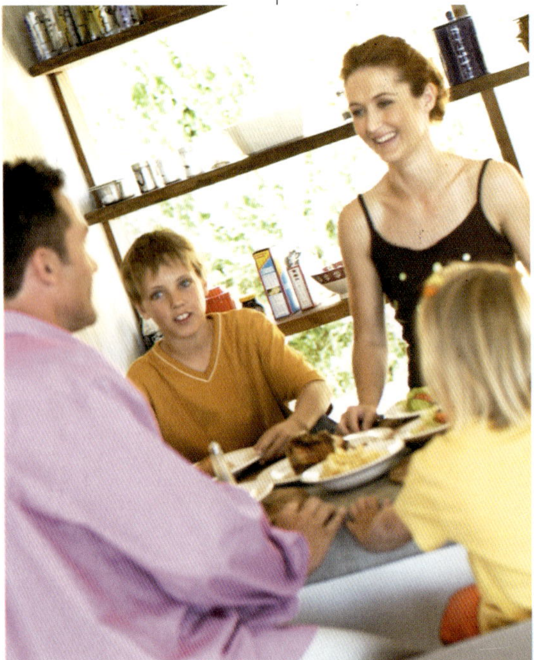

Manger mieux

L'alimentation joue un rôle fondamental pour notre santé. Encore faut-il connaître et appliquer chaque jour quelques règles simples, mais incontournables dans le choix de ses aliments.

Les mauvaises habitudes alimentaires

Les repas qui font vieillir plus vite se caractérisent par :

- **Trop de calories**
- **Trop de graisses saturées :** charcuteries, beurre, fromages, pâtisseries…
- **Trop de sucres « rapides » :** confitures, miel, sucre, pain blanc, pommes de terre, corn flakes…
- **Des modes de cuisson toxiques :** graisses brûlées, huiles surchauffées, barbecue, aliments brûlés, cuisson trop longue ou à trop haute température qui détruisent les vitamines.
- **Trop peu de fruits et légumes, de fibres ;** nous boudons les protéines d'origine végétale contenues dans les légumineuses comme le soja.

L'alimentation idéale

Notre alimentation doit nous apporter tous les nutriments indispensables à notre santé tout en n'apportant pas trop de calories. Pour cela, il faut privilégier les aliments utiles et diminuer ceux consommés pour le plaisir, généralement très riches en calories. Mais, bien sûr tout est question de quantité. Il n'est pas interdit d'aller une fois de temps en temps au fast-food. L'important est de bien manger au jour le jour, parce que c'est au fil des ans que les effets bénéfiques se feront sentir.

Équilibrer ses repas est sans doute le plus difficile. Voici en quelques grandes lignes les recommandations qui vous y aideront :

- Mangez fruits et légumes à volonté (au moins 5 portions par jour) ;
- Choissez vos céréales complètes ;
- Mangez du poisson gras (hareng, sardine, saumon, maquereau, anchois…) au moins trois fois par semaine. Attention au thon, trop riche en mercure.
- Assaisonnez avec de l'huile de colza (acides gras oméga-3) ou de l'huile d'olive (acide oléique monoinsaturé et antioxydants). Faites cuire à l'huile d'olive, frire à l'huile d'arachide.
- Préférez les viandes blanches aux viandes rouges sauf si vous risquez de manquer de fer (enfants, adolescent(e)s, femmes non ménopausées).
- N'abusez pas de laitages : 1 à 2 par jour sont suffisants.
- Diminuez tous les sucres rapides et les sucres ajoutés : céréales raffinées, viennoiseries, pommes de terre, sucre dans le café, confitures, sodas ou autres boissons trop sucrées…
- Buvez au moins un litre et demi d'eau par jour, sans oublier le thé, un peu de vin à table mais pas plus de 2 verres par jour si vous êtes un homme, un verre si vous êtes une femme.

Éloge de la frugalité

L'une des meilleures stratégies pour réduire le niveau des radicaux libres consiste à manger juste ce qu'il faut. Car vous le savez maintenant, plus on consomme de calories, plus on produit de radicaux libres. L'idéal serait de se lever de table sans être totalement rassasié, et d'éviter de grignoter lorsqu'on n'a pas réellement faim. Attention cependant, si vous avez plus de 70 ans et un appétit de moineau, veillez au contraire à manger suffisamment.

Ce qu'il faut éviter

- Ne resalez pas vos plats et évitez les aliments trop salés (cacahuètes, biscuits pour apéritifs) ;
- Faites attention aux aliments fumés (saumon, truite, poulet, jambon, bacon) qui produisent des radicaux libres ;
- Cessez le grignotage car il perturbe la digestion ;
- Ne mangez pas debout ni à la va-vite, mais prenez votre repas dans un endroit agréable, calme et en prenant votre temps.

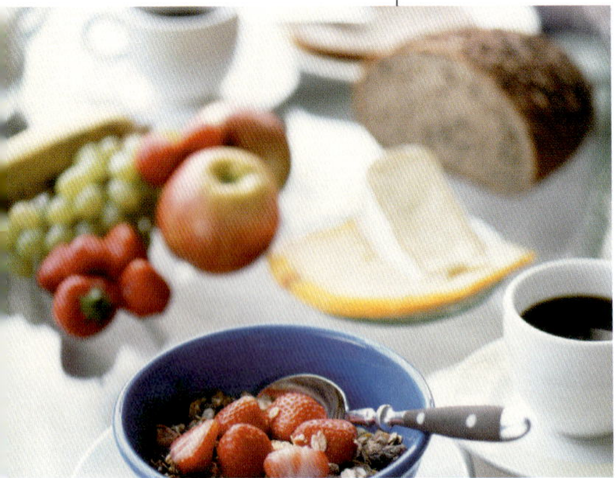

Composez votre menu idéal

Chaque jour, pour être en forme et préparer notre avenir, il faut faire attention à ce que nous mangeons. Voici un programme pratique pour vous aider à composer vos menus au quotidien.

Pourquoi répartir ses repas sur la journée ?

Parce que cela permet de :

- Réduire le travail de la digestion ;
- Éviter la pesanteur gastrique et la somnolence qui s'ensuit ;
- Réduire la montée des taux de graisses et de sucres dans le sang qui sont un des accélérateurs du vieillissement ;
- Réduire le stockage des graisses ;
- Améliorer le traitement des polluants et des toxiques présents dans les aliments.

Je vous conseille de répartir vos repas sur la journée en trois prises principales plus ou moins une collation.
Voici en pratique ce que vous pouvez faire :

Le matin

Le petit-déjeuner est le repas le plus important de la journée et doit apporter 25 % des calories et des protéines.
Il devrait comporter :

- Une boisson : thé, tisane ou café sans sucre ajouté ;
- Des protéines : soja, œuf dur, jambon maigre ou blanc de poulet ;
- Des céréales complètes : flocons d'avoines ou de blé complet, pain complet au levain avec un peu de beurre et de confiture ou de miel ;
- Un fruit de préférence entier, mais un fruit pressé est possible à l'occasion.

À midi

Prenez le temps de manger ! Ne sautez pas le repas, mais ne vous forcez pas non plus à finir votre plat si vous

n'avez plus faim, sauf en cas d'avis contraire de votre médecin (certaines maladies comme l'anorexie mentale perturbent la sensation de faim et de satiété).
En pratique, ce repas devrait comporter :

- Une portion de crudités : salade verte, melon, tomates, asperges vinaigrette, choux rouges, carottes, avec un assaisonnement à base d'huile de colza ou d'huile d'olive ;
- Une portion de légumes verts ;
- Une portion de viande ou de poisson : consommer du poisson gras (thon, saumon, maquereau…) au moins trois fois par semaine pour prévenir les maladies cardio-vasculaires, la dépression ;
- Un yaourt maigre, fromage blanc ou une petite portion de fromage de chèvre ou de brebis ;
- Un fruit frais.

Vous pouvez accompagner votre repas d'un ou deux verres de vin rouge sauf avis contraire de votre médecin.

À quatre heures

La collation de quatre heures est à préférer au grignotage. Elle peut comporter une boisson chaude ou froide, un fruit ou un laitage maigre sans sucre ajouté, un peu de chocolat avec du pain complet. Ou mieux encore, des amandes, noix ou châtaignes.

Le soir

Mangez tôt dans la soirée, la digestion n'en sera que plus facile.
Votre dîner peut être composé de :

- Une portion de crudité ou un bol de soupe ;
- Une portion de féculents : riz, pomme de terre, lentilles, semoule ou pâtes complètes ;
- Une portion de fruit, de salade de fruits ou de compote.

Et toujours…

- De l'eau minérale riche en magnésium, en calcium, à consommer tout au long de la journée ;
- Du vin pendant le repas si vous aimez, mais avec modération ;
- Du thé et des tisanes à distance des repas qui sont à préférer au café (ne pas boire trop chaud).

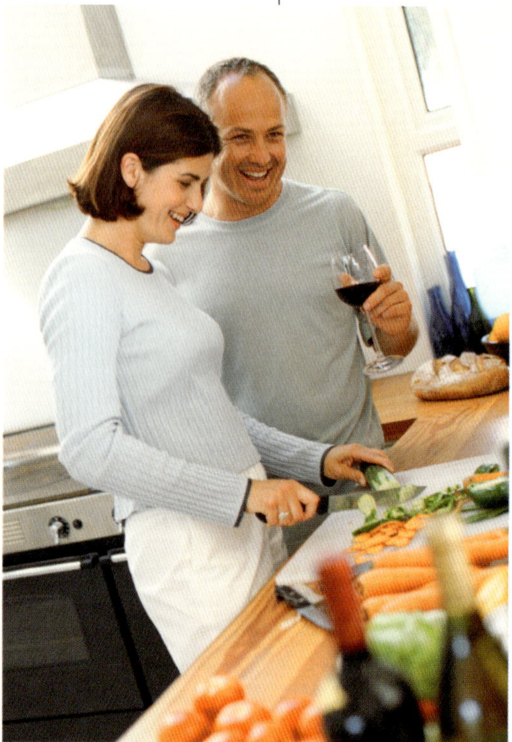

Les règles d'or en cuisine

Certaines conditions de cuisson et de préparation des aliments doivent être respectées pour préserver les qualités nutritionnelles des aliments et limiter les composés toxiques.

Faire la cuisine, c'est tout un art. Mais certaines méthodes culinaires permettent une meilleure conservation des composants protecteurs contenus dans les aliments. Et ceci dépend de l'aliment en question.

Des fruits et légumes à la vapeur

Pour la préparation des légumes c'est assez simple :

- Utilisez des légumes frais ou surgelés chaque fois que c'est possible ;
- Ne laissez pas tremper vos salades ou légumes, leurs vitamines partent dans l'eau ;
- Préférez la cuisson à la vapeur à tout autre mode de cuisson pour préserver les vitamines détruites par la chaleur ou celles qui sont solubles dans l'eau comme les vitamines C ou B ;

Les modes de cuissons à éviter

De nombreuses molécules toxiques sont produites lors de la cuisson des aliments. Et certains modes de cuissons sont particulièrement mauvais :

- Les cuissons trop longues ou à température trop haute qui font perdre aux aliments la majorité de leurs vitamines ;

- Les cuissons en barbecue qui grillent les viandes ou poissons ;

- Les fritures ;

- Le rôtissage qui est souvent fait à très haute température.

Si une cuisson dans l'eau est nécessaire, par exemple pour les féculents, on utilisera de préférence une eau fortement minéralisée et on réduira autant que possible le temps de cuisson. En somme préférez les pâtes al dente aux pâtes trop cuites.

Les viandes à la poêle

Les viandes blanches ou rouges doivent être cuites de préférence à la poêle ou au four, avec un minimum de matière grasse et à la température la plus basse possible.

Le micro-onde est-il dangereux ?

Il semblerait que non. Très décriée au début, la cuisson au micro-onde ne semble pourtant pas mauvaise pour la santé. Cependant, ce mode de cuisson entraîne une perte de vitamines souvent supérieure à celle de la cuisson à l'eau. On peut aussi regretter que les aliments perdent un peu de leur saveur.

Et avec cela :

- Préférez pour la cuisson des huiles riches en acides gras mono-insaturés comme les huiles d'olive et d'arachide et réservez le beurre pour les tartines ;
- Évitez aussi de faire roussir ou carboniser la viande car c'est très toxique et ça accélère le vieillissement. Dans tous les cas, ne mangez jamais la partie carbonisée. C'est valable pour les viandes, mais aussi pour les pizzas, la croûte parfois trop brunie des viennoiseries.
- Ne récupérez pas le jus de la viande : il contient des composés toxiques.

Les poissons au court-bouillon

Et pour les poissons, plusieurs modes de cuisson peuvent être adoptés :

- Soit la marinade dans du citron, du vin ou de l'huile ;
- Soit à la vapeur pendant le minimum de temps ;
- Soit pochés au court-bouillon pendant 10 à 15 minutes.
- Achetez-les de préférence frais ou surgelés.

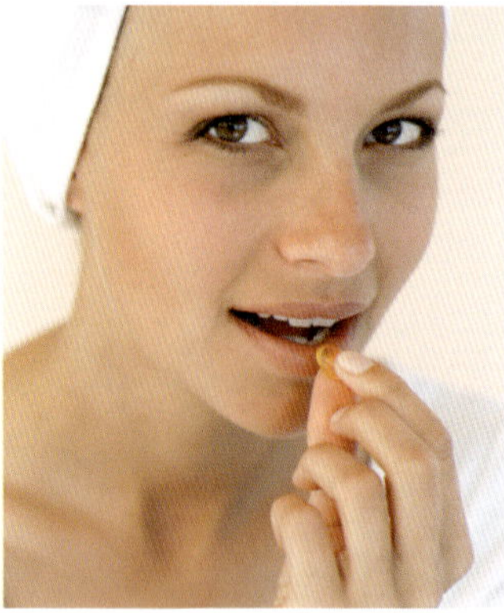

Faut-il prendre des compléments antioxydants ?

Une alimentation « variée et équilibrée » devrait couvrir nos besoins en vitamines et minéraux antioxydants. En réalité, les enquêtes alimentaires montrent que ce n'est pas le cas.

On manque de vitamines !

Les études le confirment : nous manquons de vitamines et de minéraux. Au cours des siècles, nos besoins caloriques se sont énormément réduits. En effet, dans notre vie contemporaine, tout concourt à diminuer notre ration calorique : la vie de plus en plus sédentaire, la généralisation des transports en communs et les voitures, la mécanisation des tâches lourdes… Globalement on fait moins de sport, on marche moins. Actuellement, un homme consomme en moyenne 2 400 calories (Kcal) par jour et une femme 1 700. Cette quantité est trop faible pour apporter les quantités quotidiennes indispensables de certaines vitamines et oligo-éléments. Et ce d'autant plus que certaines conditions de vie en augmentent les besoins : stress, tabac, alcool, atmosphère polluée, mais aussi croissance, grossesse, infections…

Pourcentage des hommes et des femmes ne recevant pas les apports conseillés

Micro-nutriments	% des hommes	% des femmes
Vitamine B1	56,5 %	56,3 %
Vitamine B2	39,5 %	41,2 %
Vitamine B3	35,8 %	44,9 %
Vitamine B6	60,3 %	54,9 %
Vitamine B9	39,7 %	51 %
Vitamine B12	2,7 %	10,7 %
Vitamine C	29,7 %	29,3 %
Vitamine E	42,5 %	42,8 %

Les Français et les Françaises manquent de vitamines C'est la conclusion d'une étude réalisée en France en 1999. Le tableau ci-dessus en résume les résultats.

Les procédés utilisés pour traiter les fruits et légumes dans la filière industrielle (raffinage, pasteurisation, pré-cuisson, stockages prolongés) peuvent également diminuer la teneur en vitamines des aliments. Et puis, plus on prend de l'âge, plus les capacités de l'organisme à absorber les nutriments essentiels diminuent.

Des déficits répandus

Les déficits en vitamines et minéraux touchent plus souvent les personnes âgées, les femmes au régime, les végétaliens, les fumeurs. Mais même celles et ceux qui pensent se nourrir de manière équilibrée sont exposés à un risque de déficit, notamment parce que la quantité de calories et de protéines n'a cessé de décliner depuis un siècle (voir tableau).

Pour prévenir les déficits, une bonne hygiène alimentaire est bien sûr la première règle. Mais on connaît les limites techniques d'une alimentation, même équilibrée. Pour des spécialistes de plus en plus nombreux, la lutte contre les radicaux libres passe par la prise de compléments antioxydants. « Même celles et ceux qui mangent équilibré risquent de ne pas recevoir assez de certaines vitamines », soulignait récemment dans un grand journal médical Kathleen Fairchield, un chercheur de Harvard (Boston, Massachussetts). « Dans la mesure où les déficits de vitamines sont associés à une cohorte de maladies, poursuit-elle, chacun de nous, quels que soient son âge et son état de santé devrait prendre chaque jour un complément de vitamines et minéraux. Il est rare de rencontrer une mesure sanitaire qui offre autant de bénéfices pour un coût si faible et des effets secondaires si rares. »
Cette recommandation n'est pas réservée qu'aux adultes. On peut aussi envisager de donner aux enfants un complément. Il s'agit, estimaient récemment deux chercheurs de l'université Tufts (Boston) « d'une solution réaliste au problème répandu des apports inadéquats en nutriments importants. »

Statut des Français en antioxydants selon des enquêtes récentes

	Hommes	**Femmes**
Pourcentage d'hommes et de femmes qui reçoivent moins de deux tiers des apports conseillés		
Vitamine E (1)	18,7 %	38 %
Vitamine C (1)	17,4 %	27,4 %
Magnésium (1)	18 %	23 %
Zinc (2)	18 %	23 %
Consommation moyenne :		
Sélénium (3)	60 % des apports conseillés	60 % des apports conseillés
Caroténoïdes (3)	66 % des apports optimaux	66 % des apports optimaux

(1) Hercberg, S. : Les Français tels qu'ils mangent. Science et Vie HS Alimentation, 1999, pp.40-49. - (2) Hercberg, S. : Apports nutritionnels d'un échantillon représentatif de la population du Val-de-Marne : III. Les apports en minéraux et vitamines. Rev Epidémiol Santé Publ, 1991, 39 : 245-261.- (3) Roussel, A.M. : Des pièges à radicaux libres. Science et Vie HS Alimentation, 1999, pp.78-85.

Choisir un complément antioxydant

Si votre alimentation n'est pas optimale, si vous faites partie d'un groupe à risque de déficit, il est plus sûr de complémenter votre alimentation par des antioxydants. Voici quelques règles à suivre.

Des fruits et légumes plus pauvres en vitamines

Personne ne sait pourquoi, mais des études conduites aux États-Unis comme en Grande-Bretagne viennent de conclure que les fruits et légumes d'aujourd'hui renferment moins de vitamines qu'il y a 20 ans. Les baisses vont de 30 à 50 % pour la plupart des vitamines. Pour expliquer cette baisse, on évoque les méthodes de mesure qui auraient changé, mais aussi des facteurs environnementaux, liés notamment à l'usage de pesticides.

Quelques précautions d'emploi

Vitamine C : consultez votre médecin si vous souffrez de troubles rénaux.

Vitamine E : évitez les doses élevées si vous avez des troubles de la coagulation et avant une opération chirurgicale.

Bêta-carotène : pas plus de 20 mg/j si vous fumez et/ou si vous buvez de l'alcool.

Zinc : évitez de prendre en continu des doses supérieures à 30 mg/j.

Demandez à votre pharmacien un complément qui apporte 1 à 2, voire 3 fois les apports conseillés dans les principaux micronutriments antioxydants, après vous être assuré auprès de votre médecin qu'il n'y a pas de contre-indications. Un tel complément peut être pris en cures, par exemple en hiver ou avant de s'exposer au soleil, mais on peut aussi le prendre à l'année.

A titre d'exemple, voici ce que pourrait apporter chaque jour un complément antioxydant moyen :

- **vitamine C :** 200 à 500 mg ;
- **vitamine E :** 30 à 400 UI ;
- **bêta-carotène :** 5 à 10 mg ;
- **lycopène :** 5 à 10 mg ;
- **zinc :** 5 à 20 mg
- **sélénium :** 75 à 200 mcg.

Les comprimés ou les capsules seront avalés au milieu ou à la fin du repas, pour faciliter l'absorption des vitamines liposolubles comme la vitamine E. Conservez ensuite les flacons au sec.

Il existe des associations plus sophistiquées, mais elles sont plus difficiles à trouver en France. Il s'agit de compléments d'autres antioxydants comme la coenzyme Q10 (10 à 30 mg), l'acide alpha-lipoïque (50 à 100 mg), l'acétyl-L-carnitine (100 à 200 mg), et des formes plus complètes de vitamine E, apportant à la fois des tocophérols et des tocotriénols.

Des plantes en complément

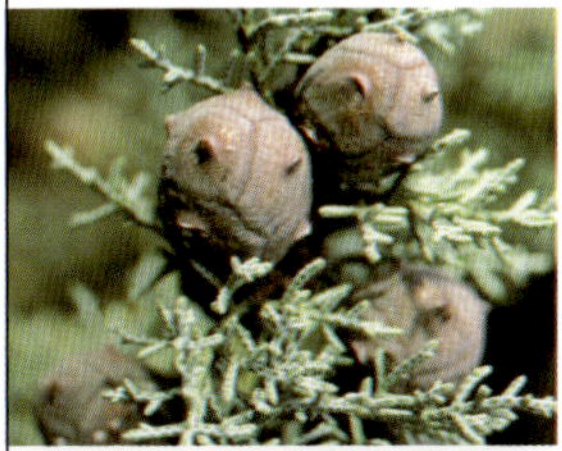

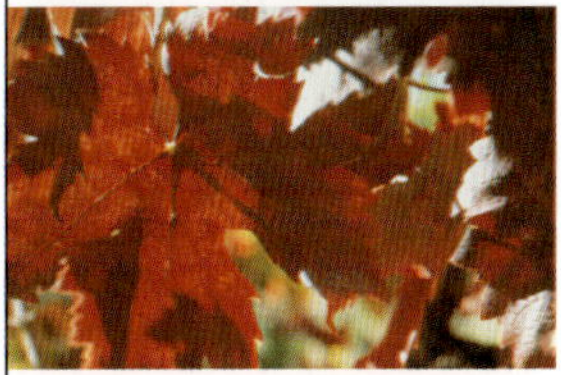

Quand on parle de compléments antioxydants, on pense souvent aux vitamines et minéraux. On oublie trop vite que les plantes constituent une extraordinaire réserve d'apport. Tous les veinotoniques apportent des flavonoïdes en grande quantité : vigne rouge, fragon, mélilot, hamamélis, cyprès, marronnier d'Inde… C'est aussi le cas des feuilles d'olivier, du gingembre, du ginkgo, de la petite pervenche, de l'extrait de thé…
On peut prendre ces plantes en tisanes ou en gélules tout au long de l'année pour renforcer la protection contre les radicaux libres.

Des suppléments sans danger ?

Vitamines	CEE	France	Angleterre	USA
A	Non établie	3 300 UI	Non établie	7800 UI
B1	Pas de limite	Pas de limite	100 mg	Pas de limite
B2	Pas de limite	Pas de limite	100 mg	Pas de limite
B5	Pas de limite	Pas de limite	200 mg	Pas de limite
B9	600 mcg	600 mcg	1000 mcg	600 mcg
B12	Pas de limite	Pas de limite	1 mg	Pas de limite
C	Pas de limite	1000 mg	1000 mg	1900 mg
D	Non établie	25 mcg	25 mcg	45 mcg
E	Non établie	40 mg	727 mg	1000 mg

Comme on l'a vu tout au long de ce livre la plupart des vitamines même prises à hautes doses ne sont pas toxiques. En revanche pour certaines vitamines ou oligo-éléments une dose maximale doit être respectée. Voici une synthèse des doses quotidiennes considérées comme absolument sans danger (dose de sécurité) pour quelques-unes des principales vitamines selon les différents pays.

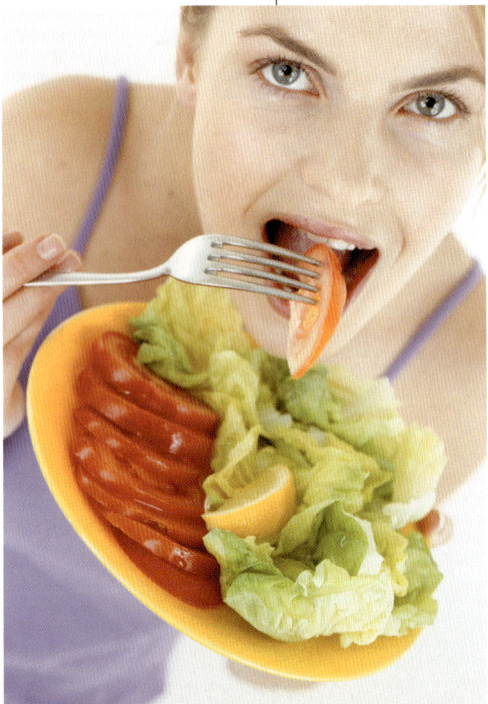

LA PEAU

Prendre soin de sa peau en mangeant

Pour prévenir les rides, l'alimentation est aussi importante que les crèmes anti-rides.

Chaque coup de soleil, bouffée de cigarette, inspiration produisent des milliers de radicaux libres. Ce stress oxydatif est un des facteurs les plus importants du vieillissement de la peau. En adoptant une hygiène de vie parfaite, en évitant de se surexposer au soleil, en utilisant des crèmes de soins à base d'antioxydants, mais surtout en privilégiant un régime alimentaire antioxydant, vous préserverez votre peau d'un vieillissement prématuré.

Les antirides sont dans l'assiette !

Prendre soin de sa peau en choisissant ce que nous mettons dans notre assiette, voilà la nouvelle façon de rester belle et fraîche. Notre menu devrait contenir chaque jour des fruits et des légumes riches en vitamines et oligo-éléments antioxydants. Vitamines C, E, caroténoïdes,

Le collagène : qu'est-ce que c'est ?

C'est le tissu de soutien de la peau, sa charpente. La peau est constituée de deux couches. La superficielle : l'épiderme, puis le derme dans lequel on trouve le collagène. Il se présente sous la forme d'un réseau très serré de fibres qui donne rigidité et solidité à la peau. Le collagène est semblable à un ciment. C'est en réalité une protéine, il en existe 19 types. En cosmétique le collagène est largement utilisé en tant que base dans de nombreux produits de soins de la peau. La synthèse du collagène est stimulée par la vitamine C.

sélénium, zinc ou encore les flavonoïdes du thé défendent notre peau des attaques des radicaux libres. Protégées, les cellules de notre épiderme conservent force et vitalité plus longtemps. Le vieillissement est ralenti, notre peau sera plus ferme et les rides moins profondes.

Quelques trucs pour garder une belle peau

Même si une alimentation saine joue un rôle fondamental dans la protection contre les effets ravageurs du temps, ce n'est pas la seule recommandation à respecter.

- Évitez les régimes yo-yo avec de trop grandes variations de poids qui entraînent un relâchement de la peau ;

- Proscrivez à tout jamais le tabac, buvez peu d'alcool.

- Protégez-vous du soleil, fuyez les plans bronzette en pleine chaleur très nocifs pour la peau qui ne vous apporteront que douleur et rougeur.

La crème de la crème

Les produits cosmétiques contenant de la vitamine E ou C contribuent à la prévention des rides. Ils augmentent l'hydratation et agissent sur l'élasticité de la peau. Mais les plus efficaces sont sans doute les crèmes contenant des acides de fruit et/ou du rétinol (vitamine A). Elles réduisent la profondeur des rides et augmentent l'hydratation de la peau. À forte concentration, les acides de fruit et le rétinol redonnent de l'éclat à la peau en éliminant les cellules mortes. Ils stimulent également la synthèse du collagène et des fibres élastiques, redonnant du tonus à la peau.

Mais d'autres substances peuvent être également utilisées. Les crèmes à base de mélatonine par exemple protègent du soleil et favorisent la régénération des cellules de l'épiderme. L'intégration de la DHEA dans les crèmes de soins et son application sur la peau pourrait permettre de réactiver les fibroblastes et préserver ainsi la souplesse de la peau.

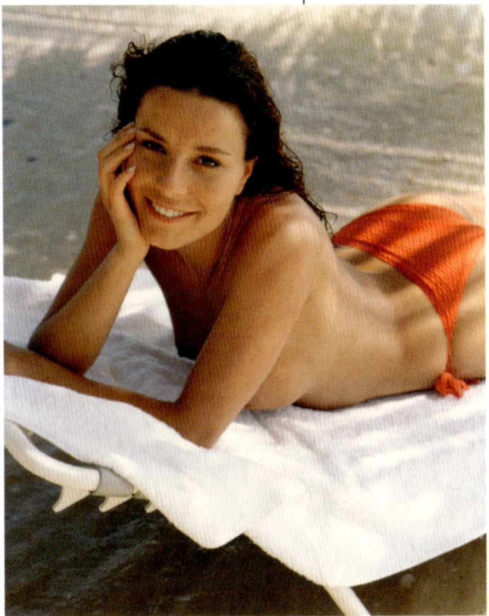

Comment choisir son écran solaire ?

Bien choisir sa crème solaire, c'est s'assurer qu'elle garantira une protection optimale. Pour cela il faut connaître votre type de peau. En effet, plus votre peau est claire, plus elle a besoin d'être protégée, et a contrario, plus elle est foncée plus elle résistera aux rayons ardents. En clair, plus votre peau est blanche plus l'indice de protection doit être élevé. L'idéal en vacances : deux niveaux de protection. Un écran solaire à indice élevé (entre 30 et 50) pour les premiers jours d'exposition puis un indice un peu moins élevé (entre 8 et 30) pour parfaire votre bronzage.

LA PEAU

Exposition au soleil : le régime qui protège

Dangereux pour la peau, indispensable à la vie, le soleil doit être utilisé avec intelligence...

Protéger sa peau du soleil passe par les écrans solaires, mais aussi par l'alimentation. Enrichir ses menus en aliments antioxydants permet d'augmenter la résistance de la peau aux rayons ultraviolets et favorise le bronzage.

Un régime s'impose !

Pas question ici d'un régime hypocalorique. C'est une cure d'antioxydants qu'il vous faut. Pour se préserver efficacement des rayons du soleil, la peau a besoin de quelques substances essentielles.

• Mangez des légumes le plus souvent possible, de préférence ceux qui sont riches en caroténoïdes (carotte, poivrons, épinards...) pour diminuer l'intensité du coup de soleil et neutraliser les fameux radicaux libres ;

- Jetez-vous sur la tomate sous toutes ses formes. Elle est riche en lycopène qui fait partie des caroténoïdes ;
- Consommez des noix, noisettes, amandes pour leur richesse en acides gras essentiels et en vitamine E ;

• Assaisonnez le tout avec de l'huile d'olive ou de colza ;
• En dessert préférez thé ou jus de raisin à la glace, ce sera plus antioxydant !

Capsules solaires : ça marche

Les compléments antioxydants à base de caroténoïdes, de vitamines C et E, de sélénium et de composés phénoliques (flavonoïdes, anthocyanes) sont efficaces pour protéger la peau des dégâts des ultraviolets. C'est ce que montrent toutes les études scientifiques. Ces compléments diminuent réellement l'intensité des coups de soleil, diminuent les atteintes cellulaires, maintiennent l'immunité de la peau. Alors, 3 à 4 semaines avant de vous exposer, pensez à prendre un complément solaire contenant préférentiellement de la vitamine C, de la vitamine E naturelle et des caroténoïdes naturels.

Les bons réflexes face au soleil

Pour éviter les effets néfastes du soleil voici quelques conseils :

- Évitez l'exposition entre 12 h et 16 h.
- Pas de sieste en plein soleil.
- Sortez couverts : chapeau, lunettes de soleil, chemises à manches longues.
- Méfiez-vous des temps couverts : les ultraviolets passent à travers les nuages et ce sont eux les plus dangereux pour votre peau.
- Gardez toujours votre crème protectrice dans votre poche et renouvelez les applications plusieurs fois par jour.

Les gélules solaires en question

Quand prendre des compléments solaires ?

Avant de partir en vacances bien sûr, le mieux étant de commencer la cure environ un mois avant le départ et de poursuivre pendant le séjour.

Ces compléments solaires dispensent-ils de l'usage de crèmes solaires ?

Non. Ils ajoutent une protection supplémentaire à l'éventail des mesures bien connues qui doivent bien sûr être poursuivies : évitement des heures chaudes, port de chapeaux, vêtements, lunettes, usage éventuel d'une crème anti-UV.

A quel moment de la journée les prendre ?

A la fin d'un repas. Ces compléments apportent des antioxydants dont beaucoup sont solubles dans les graisses. Ils seront mieux absorbés en fin de repas.

Sont-ils contre-indiqués aux enfants ?

Il existe des formules spéciales pour enfants avec des doses plus faibles. Voir votre pharmacien.

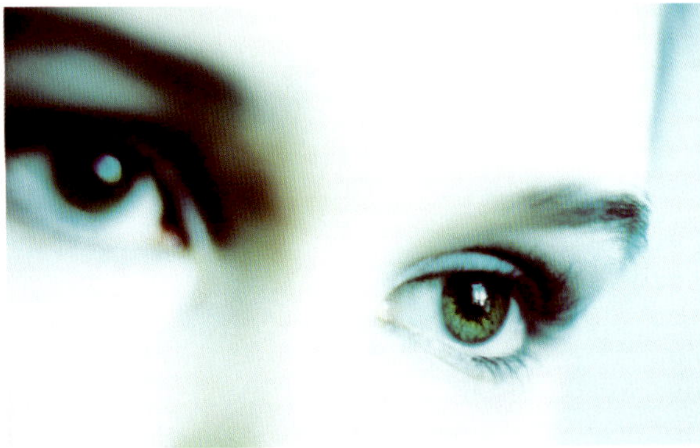

LA VISION

Pour des yeux en bonne santé

Certaines maladies oculaires liées au vieillissement peuvent être prévenues ou ralenties par une alimentation riche en vitamines antioxydantes.

Quelques conseils pratiques pour garder une bonne vue

- Suivez un régime alimentaire riche en fruits et légumes. Préférez les légumes verts foncés riches en vitamine E comme les choux ou les épinards. Consommez également tous les fruits et légumes jaunes ou oranges riches en bêta-carotène : carottes, melon, citrouille, tomates...
- Portez des lunettes de soleil et faites-en porter à vos enfants dès leur plus jeune âge.
- Surveillez régulièrement votre état de santé notamment le diabète ou la tension qui sont d'autres facteurs susceptibles de favoriser les maladies oculaires.
- Arrêtez de fumez.
- Faîtes contrôler votre vue très régulièrement.

La cataracte et la dégénérescence maculaire de la rétine sont les deux principales causes de cécité chez les personnes âgées. Or on peut retarder voire éviter ces maladies en faisant attention à son mode de vie et à son alimentation.

L'implication des radicaux libres

L'œil est très sensible aux effets néfastes des radicaux libres. Fumée de cigarette, pollution, soleil, qui sont à l'origine de la production de milliers de radicaux libres, oxydent directement les constituants du cristallin ou de la rétine. Heureusement l'œil sait se protéger. En effet, les concentrations de certains antioxydants sont particulièrement élevées dans l'œil : c'est le cas pour la vitamine C, la vitamine E, le sélénium, la lutéine, la zéaxanthine. Mais si ces mécanismes de défense sont dépassés, la maladie s'installe.

Cataractes : veillez aux apports de vitamine C

Plusieurs études, dont une sur 50 000 infirmières a montré qu'en consommant 250 à 500 mg de vitamine C par jour on diminue de 45 % le risque de développer une cataracte. On peut trouver assez facilement 200 à 300 mg de vitamine C dans son alimentation en mangeant 5 à 10 portions de fruits et légumes par jour. Si vous optez pour des suppléments, prenez 250 à 500 mg de vitamine C par jour en plus de l'alimentation. Les suppléments sont efficaces s'ils sont pris pendant 10 ans au moins.

Dégénérescence maculaire : des caroténoïdes protecteurs

Pour prévenir ou freiner la dégénérescence maculaire, il faut aussi des antioxydants. Les plus importants semblent être le zinc, les vitamines C et E, les caroténoïdes en particulier la lutéine et la zéaxanthine. On trouve en pharmacie des compléments apportant toutes ces substances. Mais l'alimentation ne suffit pas. Il faut aussi se protéger du soleil en portant des lunettes de soleil adaptées.

C'est ce qu'indique une étude de l'Inserm qui a mis en évidence que les personnes vivant dans les régions les plus ensoleillées ont trois fois plus de risque d'avoir une cataracte. Le port de lunettes de soleil dès l'enfance permettrait de réduire ce risque de 40 %.

La dégénérescence maculaire de la rétine : qu'est-ce que c'est ?

Au centre de la rétine il existe une zone particulièrement cruciale pour la vision, appelée région maculaire. C'est elle qui permet la vision de face pour lire, conduire et distinguer les couleurs. Cette région est recouverte de deux pigments, la lutéine et la zéaxanthine, des caroténoïdes apportés par l'alimentation. Quand la macula se détériore, la vision centrale se brouille progressivement. C'est la dégénérescence maculaire qui toucherait 2 millions de Français.

La lutéine et la zéaxanthine joueraient un rôle clé en protégeant la macula des dégâts de la lumière bleue. On peut trouver ces deux substances dans les fruits et légumes verts (choux, épinards), jaunes ou oranges (maïs, mandarine, courge).

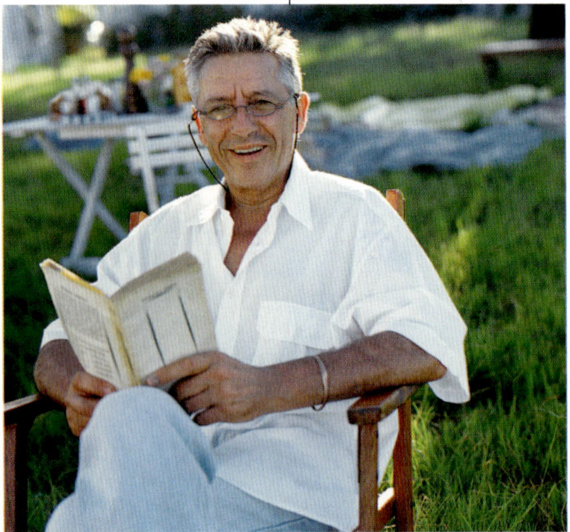

LE CERVEAU

Vitaminez votre mémoire

Avec l'âge, la mémoire est moins performante, les capacités de concentration diminuent. Mais, là aussi, les vitamines, grâce à leur action antioxydante peuvent vous aider.

Les vitamines de la mémoire

Les vitamines C et E préviennent le vieillissement cérébral par leur action antioxydante. La vitamine E empêche les graisses contenues dans les cellules nerveuses de rancir. Une étude récente a montré que des suppléments de vitamines E et C diminuent le risque de démence vasculaire et augmente la qualité de la mémoire.

La vitamine B1 intervient dans l'attention et la mémoire. On la trouve surtout dans le germe de blé, la levure de bière et le porc.

Les vitamines B6, B9, B12 diminuent le niveau d'homocystéine, une substance toxique pour le cerveau.

Quand le cerveau s'oxyde

Le stress oxydatif, c'est-à-dire le surplus de radicaux libres, altère le fonctionnement de la mémoire et de la concentration. C'est le résultat d'une étude française qui a montré qu'une augmentation du stress et/ou un déficit en antioxydant sont des éléments qui contribuent au déclin de la mémoire. Lors du vieillissement, les défenses antioxydantes baissent. Le cerveau se défend moins bien contre les radicaux libres. Et apparaissent des troubles comme les pertes de mémoire, les troubles de l'attention et certaines maladies comme la maladie d'Alzheimer ou la maladie de Parkinson. Ainsi, les chercheurs ont remarqué que les personnes souffrant de la maladie d'Alzheimer ont moins d'antioxydants dans le sang que les personnes du même âge en bonne santé.

Bien nourrir son cerveau

Pour conserver une bonne mémoire il faut soigner son alimentation et son mode de vie. Le cerveau, pour fonctionner, a besoin de sucres, d'oxygène, de bonnes graisses, mais aussi d'antioxydants. Une grande étude canadienne a montré que les personnes âgées qui prennent un complément de vitamines et minéraux conservent de meilleures capacités cognitives que les autres. Alors pour protéger votre mémoire, privilégiez les quelques aliments suivants :

- Les acides gras polyinsaturés oméga-3, ceux que l'on trouve dans les noix, les huiles de colza et de noix et dans certains poissons gras (saumon, sardine ou maquereau).
- La lécithine, qui contient de la choline, que le corps transforme en acétylcholine, le principal messager chimique de la mémoire.
- Les céréales complètes dont le sucre diffuse lentement dans l'organisme.
- L'eau, au moins un litre et demi par jour, car les cellules nerveuses sont très sensibles à la déshydratation ; vous pouvez aussi boire du thé, riche en antioxydants, des tisanes et du café en petite quantité car il améliore l'attention.

Ce qu'il faut éviter pour conserver une bonne mémoire

- Tout stress psychique chronique.

- Le bruit, qui empêche les apprentissages, perturbe le sommeil en provoquant des réveils nocturnes qui vont avoir des effets négatifs sur la mémoire, la concentration et entraîner fatigue, nervosité, somnolence.

- Le tabac : il diminue l'apport d'oxygène au cerveau. La nicotine est connue pour favoriser l'attention, mais uniquement chez les non fumeurs. Chez les fumeurs, il y a accoutumance et c'est l'inverse qui se produit.

- L'alcool : 50 % des buveurs d'alcools ont des troubles cognitifs qui peuvent persister plusieurs mois après le sevrage.

- Le cannabis et l'ecstasy : troubles de l'attention, troubles de la mémoire ou de la concentration, voilà ce que l'on risque à consommer ces drogues illicites.

- Le plomb (canalisations anciennes), mercure (amalgames dentaires), aluminium (eau du robinet) sont toxiques pour le cerveau.

- Les pesticides, dioxines sont également très nocifs pour la mémoire.

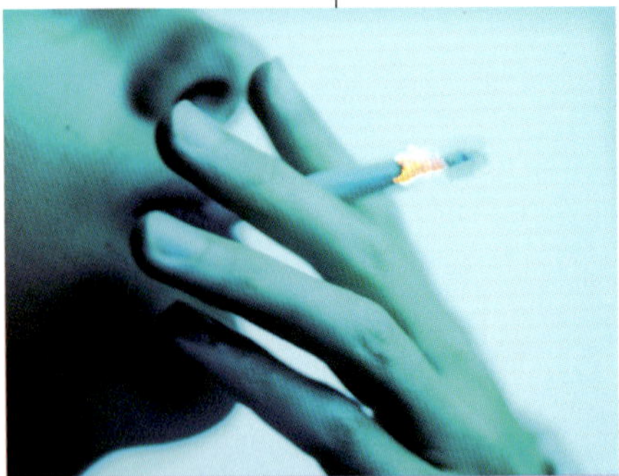

Fumeurs : quel régime alimentaire ?

Si vous n'arrivez pas à arrêter de fumer ou si vous êtes un ancien gros fumeur l'alimentation peut vous aider à réduire les risques de maladies liées au tabac. Voici quelques conseils simples à appliquer :

- Evitez les alcools forts et réduisez toutes les boissons alcoolisées y compris la bière et le vin, car elles favorisent le risque de cancers ;
- Consommez au moins 3 fois par jour des aliments riches en vitamines C, E et en bêta-carotène : crudités, carottes, légumes verts foncés. Utilisez un supplément anti-oxydant à doses modérées.
- Préférez les huiles végétales riches en vitamine E comme l'huile de germe de blé, l'huile de soja.

LE CANCER

Des radicaux libres au cancer

Avec près de 200 000 nouveaux cas chaque année en France et 140 000 décès, le cancer est un véritable fléau. L'alimentation a, là aussi, un rôle important à jouer pour diminuer les risques.

Les causes du cancer sont multiples. Parmi elles, la théorie des radicaux libres a pris depuis quelques années un poids considérable pour expliquer l'origine de la maladie du siècle.

Quand les radicaux libres s'en mêlent

En effet, les radicaux libres sont impliqués dans un certain nombre de cancers. 10 000 fois par jour, ils attaquent et endommagent nos cellules. Ces molécules toxiques endommagent l'ADN, le code génétique contenu dans nos cellules. Une fois abîmée, la cellule se multiplie de façon anormale et c'est le point de départ du cancer. La plupart du temps, les cellules réparent les lésions rapidement, empêchant ainsi le développement du cancer.

Mais avec l'âge, les mécanismes de réparation sont moins performants. D'autres facteurs comme le tabac ou la pollution, à l'origine d'une surdose de radicaux libres, entraînent un dépassement complet des mécanismes de défenses naturels de notre organisme.

Diminuez le niveau des radicaux libres

Avant de se préoccuper de sa consommation d'antioxydants, il est primordial de réduire la quantité de radicaux libres qui s'attaquent aux cellules.

Il faut donc :

- Arrêter le tabac, l'alcool en excès.
- Ne manger que lorsqu'on a faim (plus on mange, plus on fabrique de radicaux libres).
- Limiter les aliments sucrés, les confiseries, sodas… pour soi et ses enfants (sans les interdire totalement) car ils favorisent des réactions entre protéines et sucre sanguin, à l'origine de radicaux libres.
- Au travail, s'informer sur les substances toxiques auxquelles on pourrait être exposé.
- À la maison, bannir si on le peut les moquettes dont les colles relarguent des molécules indésirables, les désodorisants d'intérieur qui entraînent les mêmes problèmes.

Cancers : quels facteurs de risque ?

Les radicaux libres agissent sur l'initiation de la maladie cancéreuse. Mais il existe d'autres facteurs reconnus pour favoriser certains cancers. Parmi eux :

L'hérédité :
certains cancers comme ceux du sein ou du côlon sont souvent héréditaires et donc plus fréquents dans certaines familles ;

Le tabagisme :
serait responsable d'un cancer sur sept notamment des cancers du poumon, de la vessie et de l'estomac ;

Certains **facteurs environnementaux** comme l'exposition à l'amiante, certains composés chimiques, les nitrates et nitrites ;

Le soleil directement responsable des cancers de la peau ;

Nos hormones :
les œstrogènes, hormones féminines, sont à l'origine du développement de certains types de cancers du sein et de l'utérus ;

Certains virus
comme celui du papillome (HPV) qui représente un facteur de risque pour le cancer du col de l'utérus.

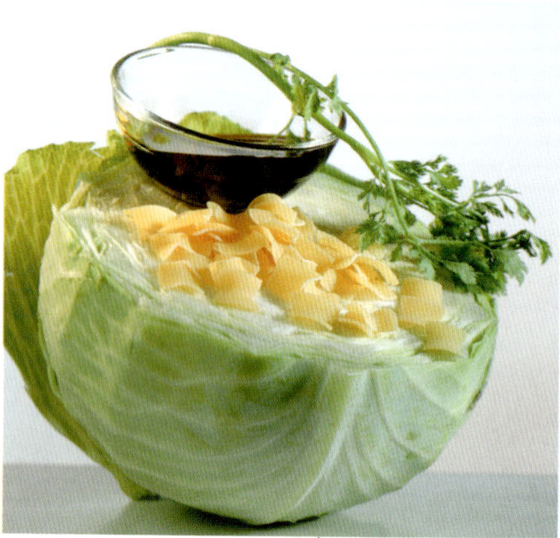

LE CANCER

Les aliments qui protègent

De nombreuses études réalisées à travers le monde ont mis en évidence le rôle protecteur de l'alimentation dans le développement du cancer. La palme d'or revient aux fruits et légumes riches en antioxydants.

Des centaines d'études

Au cours de ces 30 dernières années, plus de 250 études ont été menées à travers le monde pour étudier la relation entre la consommation de fruits et légumes et le risque de cancer. Dans plus de 80 % d'entre elles, on a pu mettre en évidence un effet protecteur d'un ou plusieurs groupes de fruits et légumes. Peu d'études ont trouvé d'effet défavorable à la consommation de fruit et légumes (lorsque c'est le cas, c'est en raison de la présence de pesticides). Les personnes dont les apports en fruits et légumes sont les plus faibles, ont 20 à 40 % de risque en plus de développer un cancer que celles ayant les consommations les plus élevées. Les effets protecteurs des fruits et légumes sont liés à la présence d'antioxydants comme les fibres, les polyphénols, les isothiocyanates, les caroténoïdes, le potassium ou encore les vitamines. C'est pour cela qu'actuellement on recommande d'abord de manger des fruits et légumes.

Fruits et légumes : les chiffrent qui tuent !

60 % des Français ne consomment pas assez de fruits et légumes. C'est ce qui ressort de l'étude de grande ampleur menée en France depuis plusieurs années. En effet, cette étude révèle que la consommation moyenne de fruits est de 211 g/j chez les hommes et de 187 g/j chez les femmes et la consommation moyenne de légumes est de 119 g/j chez les hommes et de 113 g/j chez les femmes. Or les spécialistes recommandent au moins 5 rations de fruits et légumes par jour soit environ 400 g par jour. On est loin du compte !

Les vitamines qui assurent !

Mais ce n'est pas parce qu'on consomme des fruits et des légumes qu'on ne peut pas compléter nos apports alimentaires par des capsules d'antioxydants. Ces capsules ont d'ailleurs fait la preuve de leur intérêt dans plusieurs études.

En juin 2003 ont été rendus public les résultats d'une étude française qui a duré 8 ans. Par rapport aux hommes qui ont pris chaque jour un placebo, ceux qui ont avalé un complément antioxydant à base de bêta-carotène, vitamines C et E, zinc et sélénium ont connu 31 % de cancers en moins.

Ce n'est pas la seule étude. Une étude américaine a trouvé qu'un complément quotidien de sélénium divise pratiquement par deux le risque de cancers de tous sites chez des personnes ayant été soignées pour un cancer de la peau. Une étude finlandaise de son côté a démontré qu'un complément quotidien de vitamine E diminue d'un tiers le risque de cancer de la prostate chez le fumeur.

Les bienfaits du soja

C'est par les fibres et les phytoestrogènes qu'il contient que le soja prend soin de notre santé. Les phytoestrogènes du soja appartiennent à la famille des flavonoïdes ; ils pourraient protéger du cancer du sein. Les fibres joueraient un rôle surtout dans les cancers liés à l'obésité. Alors ne vous privez plus de soja, de légumineuses ou de céréales complètes.

Le brocoli : un légume anti-cancer

Comme les autres crucifères (choux blancs ou rouges, de Bruxelles, navets, choucroute) le brocoli est riche en composés soufrés, les isothiocyanates. Ces molécules ont des propriétés antioxydantes et antitoxiques puissantes. Selon une étude menée en Caroline du Nord par le National Institute of Environmental Health Sciences (NIEHS), elles diminueraient de 36 % sur dix ans le risque du cancer du poumon.

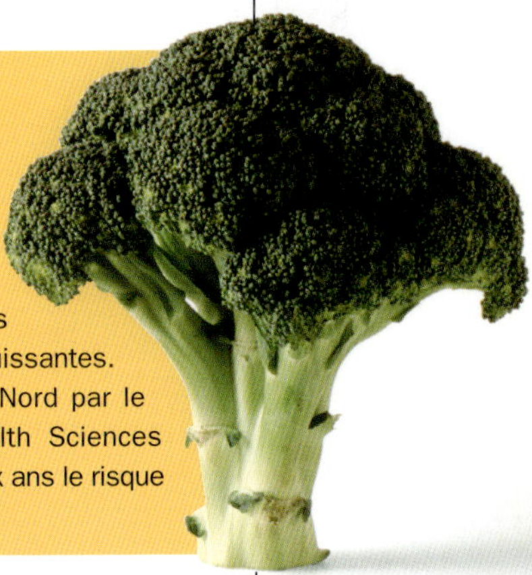

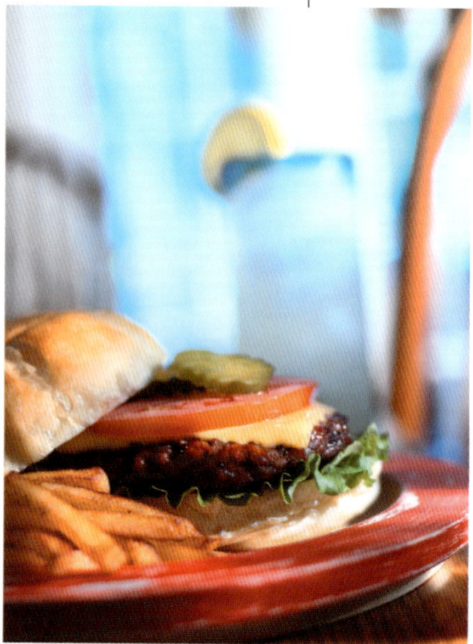

Pourquoi parle-t-on de bon et de mauvais cholestérol ?

Le cholestérol est transporté dans le sang comme les autres lipides (phospholipides et triglycérides) par des molécules spécialisées appelées lipoprotéines. Le cholestérol est amené jusqu'aux tissus par certaines lipoprotéines que l'on appelle LDL. Il est ramené des tissus au foie par d'autres lipoprotéines appelées HDL. Autant les LDL sont fragiles et sensibles à l'oxydation, autant les HDL, qui permettent le retour du cholestérol sont solides. Plus il y a de cholestérol-LDL, plus le risque cardiovasculaire est élevé. C'est pour cela qu'on a appelé le cholestérol-LDL « mauvais cholestérol » et le cholestérol-HDL « bon cholestérol » .

Cholestérol : l'ennemi public ?

Le cholestérol est essentiel au fonctionnement de notre organisme. Il n'est dangereux que lorsqu'il est en excès et qu'il est oxydé par les radicaux libres.

Avoir du cholestérol n'est pas une maladie

Tous les êtres vivants ont du cholestérol. Il est indispensable à certaines fonctions de notre organisme : pour la fabrication de la vitamine D, des hormones produites par les glandes surrénales, les ovaires ou les testicules. C'est enfin un constituant essentiel de la bile. Chez une personne en bonne santé, le taux de cholestérol sanguin est plus ou moins élevé selon l'âge, le sexe et l'alimentation. Le taux sanguin normal est proche de 2 g/l pour un adulte. Mais voilà, dans certaines conditions, ce bon cholestérol se transforme en mauvais cholestérol.

Quand le bon cholestérol devient mauvais !

Ce sont les radicaux libres qui sont à l'origine de la transformation du bon cholestérol en mauvais cholestérol. En effet, quand il y a trop de cholestérol, trop de radicaux libres et trop peu d'antioxydants, les lipoprotéines LDL qui transportent le cholestérol sont oxydées. C'est la première étape d'un processus qui mène au développement de la plaque d'athérome, laquelle va progressivement boucher l'artère. C'est le point de départ des maladies cardiovasculaires. Pour éviter cela, il faut d'abord se garder d'avoir en permanence un taux de cholestérol-LDL élevé. Comment ? D'abord en conservant une activité physique régulière, en évitant le surpoids. Ensuite, bien sûr, en adoptant une alimentation protectrice, détaillée page suivante.

D'autres facteurs de risque

Parmi les autres facteurs de risque cardiovasculaire, il faut citer les excès de triglycérides et d'homocystéine, une substance issue du métabolisme des protéines qui est toxique pour les artères et rarement recherchée dans une analyse médicale. Le régime anti-infarctus que nous vous proposons dans les pages suivantes prend en compte ces deux facteurs de risque.

Pourquoi certaines personnes ont-elles trop de cholestérol ?

Le taux de cholestérol sanguin est essentiellement influencé par deux facteurs :

La nature de notre alimentation qui explique pourquoi le taux moyen dans une population est plus ou moins élevé. C'est en particulier la quantité de graisses dites saturées provenant des graisses animales, de certaines viandes et des dérivés gras du lait qui influence le plus le niveau de cholestérol.

Les facteurs génétiques ou héréditaires sur lesquels nous ne pouvons intervenir et qui expliquent pourquoi des personnes ayant une alimentation comparable ont des taux de cholestérol différents. Il existe en particulier une maladie, l'hypercholestérolémie familiale, dans laquelle lorsqu'un des parents a trop de cholestérol, 1 enfant sur 2 sera atteint par la même anomalie, même si son alimentation est normale. Cette maladie est assez fréquente puisqu'elle est retrouvée chez 1 personne sur 200 à 500 selon les pays.

LE CŒUR ET LES VAISSEAUX

Un régime anti-infarctus : les antioxydants

Avec près de 170 000 décès par an, les maladies cardio-vasculaires sont la première cause de décès en France. Voici comment les combattre.

Les principales maladies cardiovasculaires

Comme leur nom l'indique ce sont des pathologies qui touchent le système cardiaque ou le système artériel. Ce sont des maladies graves souvent mortelles.

Parmi elles, on citera :

- **L'infarctus du myocarde :** un bouchon se forme dans les artères coronaires qui irriguent normalement le cœur. Le sang ne pouvant plus circuler, le cœur manque d'oxygène et il peut s'arrêter. C'est l'infarctus mortel par arrêt cardiaque. Parfois ce n'est qu'une partie du cœur qui est touché, le traitement est une urgence médicale.
- **L'accident vasculaire cérébral :** le bouchon se forme dans une artère du cerveau qui n'est plus irrigué normalement. Les conséquences sont graves, parfois irréversibles : paralysie des membres, incapacité à parler...
- **L'artérite des membres inférieurs** qui peut aboutir à la gangrène et à l'amputation du membre touché.

Les antioxydants au secours du cholestérol

Les antioxydants empêchent le cholestérol de s'oxyder et limitent ainsi la plaque d'athérome. Or c'est justement cette plaque qui est à l'origine de la maladie cardiovasculaire. De nombreuses études ont ainsi montré qu'un régime alimentaire riche en fruits et légumes ou des suppléments d'antioxydants ont un rôle favorable dans ce type de maladies. Par exemple, des suppléments de vitamines C et E ralentissent de manière très importante la progression de la plaque d'athérome chez des malades coronariens.

Les vitamines qui protègent

Les antioxydants réduisent donc le risque de maladies cardiovasculaires. Mais quels sont les plus efficaces ?

En voici quelques exemples :

- **Vitamine E**

Des suppléments quotidiens de 200 à 800 UI de vitamine E diminuent le risque d'infarctus chez des patients coronariens selon au moins trois études concordantes. Mais d'autres études n'ont pas trouvé de résultats positifs.

- **Vitamine C**

La vitamine C diminuerait le taux de cholestérol dans le sang ainsi que la tension artérielle. Par ailleurs la vitamine C renforce la solidité des vaisseaux en favorisant la synthèse de collagène.

- **Isoflavones**

Les isoflavones du soja ont un effet marqué sur le cholestérol sanguin. C'est la raison pour laquelle la Food and Drug Administration des États-Unis autorise les fabricants à indiquer sur leur emballage qu'un régime alimentaire avec du soja peut réduire le risque cardiovasculaire.

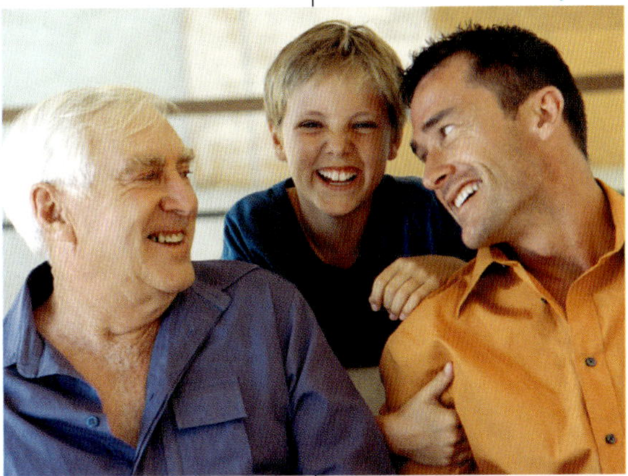

Quels sont les facteurs de risques cardiovasculaires ?

L'âge :
45 ans ou plus chez les hommes
55 ans ou plus chez les femmes

Les antécédents familiaux de maladies cardiovasculaires :
Infarctus du myocarde ou mort subite avant l'âge de 55 ans du père ou d'un parent du premier degré de sexe masculin ou avant l'âge de 65 ans de la mère ou d'un parent du premier degré de sexe féminin

Le tabagisme

Une hypertension artérielle

Hypercholestérolémie
et notamment un taux élevé de LDL cholestérol ou mauvais cholestérol

Diabète

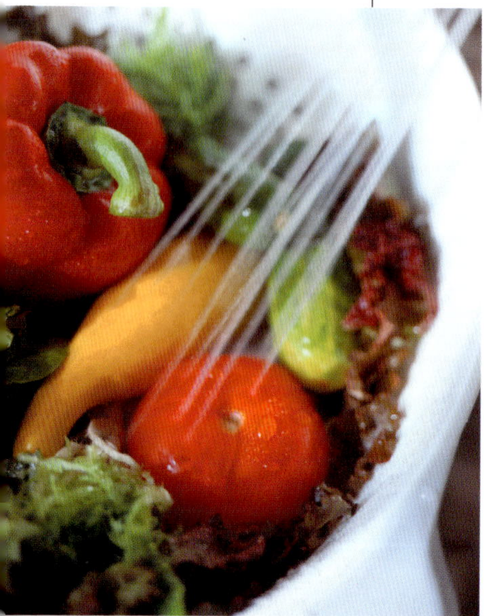

Un régime anti-infarctus : les mesures diététiques

Un régime alimentaire adapté est capable de prévenir avec efficacité les maladies cardiovasculaires.

En modifiant son alimentation et son mode de vie, on peut diminuer de façon importante le risque d'avoir une maladie cardiovasculaire. C'est le résultat de nombreuses études menées depuis plusieurs années sur ce sujet. C'est notamment en étudiant le régime alimentaire du bassin méditerranéen et de la Crète en particulier que les spécialistes sont arrivés à cette conclusion. En effet, les habitants du pourtour méditerranéen ont une mortalité par maladie cardiovasculaire et par cancers beaucoup moins élevée que dans le reste du monde. Et cela, ils le doivent à leur régime si particulier.

Quelle huile pour la cuisine ?

Il faudrait avoir chez soi trois huiles différentes :
- pour assaisonner : variez colza et olive ;
- pour la cuisson à la poêle : olive ou arachide ;
- pour la friture : arachide.

Les huiles de tournesol, de maïs, de pépin de raisin sont trop pauvres en oméga-3 et sont moyennement stables à la chaleur. Même chose pour les huiles de mélange.

Le régime crétois : les saveurs qui sauvent

Bien qu'on l'appelle ainsi, il ressemble plutôt à un art de vivre qu'à un véritable régime. Pas de restriction en vue, pas de déséquilibre alimentaire. Au contraire, il fait la part belle aux fruits et légumes bien sûr, mais aussi à l'huile d'olive, aux céréales complètes. Le tout est largement accompagné d'aromates, d'ails ou d'oignons, d'épices et de tomates dont on sait aujourd'hui le rôle bénéfique dans la chasse aux radicaux libres. En revanche, les Crétois consomment très peu de laitages ou de fromages. L'essayer, c'est l'adopter et c'est aussi une façon de rester en bonne santé.

Si vous êtes tentés, voici quelques conseils à respecter :
- **Préférez le pain complet** riche en fibres au pain blanc ou aux biscottes.
- **Supprimez les viennoiseries** trop riches en sucre et en graisses et remplacez-les par des céréales complètes plus riches en vitamines.
- **Consommez de l'huile de colza** riche en acides gras oméga-3 et de l'huile d'olive riche en acide gras mono-insaturé.
- **Dites oui aux fruits et légumes**, tous les jours, et plusieurs fois par jour. Si vous craignez de ne pas en manger assez, pensez à prendre un complément de bicarbonate de potassium (1 g/jour) pour lutter contre l'hypertension.
- **Préférez les viandes blanches** (volailles) ou les poissons aux viandes rouges trop riches en graisses.
- **Ne resalez pas vos plats**, le sel fait monter la tension artérielle ce qui est un facteur de risque supplémentaire des maladies cardiaques.
- **Buvez un peu de vin rouge** chaque jour, 2 à 3 verres maximum par jour, sauf bien sûr si vous avez des problèmes d'alcool.

Les Crétois consomment beaucoup de plantes sauvages, riches en antioxydants. Si vous n'en faites pas la cueillette, pensez à adopter la protection offerte par un complément de vitamines et de minéraux avec des antioxydants.

Le point sur les acides gras

Ce sont les constituants des lipides, c'est-à-dire des graisses. Il en existe plusieurs types :

Les acides gras saturés : ils sont surtout présents dans les graisses animales et ce sont eux les plus pourvoyeurs d'athérosclérose ;

Les acides gras mono-insaturés : le plus connu est l'acide oléique que l'on retrouve dans l'huile d'olive, d'arachide et de colza ;

Les acides gras poly-insaturés : ce sont les acides gras dits essentiels car l'organisme ne sait pas les fabriquer. Ils doivent donc être intégralement apportés par l'alimentation. Parmi eux, on trouve les oméga-6 de l'huile de tournesol (en excès en France) et les oméga-3 du colza, des noix et du poisson qui régularisent le rythme cardiaque, font baisser les triglycérides et fluidifient le sang (pas assez consommés en France).

Une bonne hygiène de vie : c'est quoi ?

Bien manger, choisir avec soin ses aliments, consommer des fruits et légumes est sans doute un élément essentiel pour rester en bonne santé. Mais ça ne suffit pas.

Tout au long de ce livre, on a vu les bénéfices que l'on pouvait tirer d'une alimentation plus saine et surtout plus riche en antioxydants. Mais il ne faut pas oublier pour autant certaines règles de vie indispensables pour la santé.

Retrouvez le plaisir de bouger

L'absence d'exercice physique régulier est un facteur de risque majeur de certaines maladies : maladies cardiovasculaires, diabète, obésité, hypertension…

Faire un peu d'activité physique tous les jours, ne pas prendre l'ascenseur, marcher au lieu de prendre sa voiture par exemple, c'est donc tout aussi important que de bien manger. Mais le sport intense augmente la production de radicaux libres et donc favorise un vieillissement prématuré.

Arrêtez de fumer !

Il n'est jamais trop tard pour arrêter de fumer. Si les perspectives de contracter une maladie grave à la soixantaine (ou avant) ne vous découragent pas, songez qu'après avoir arrêté de fumer, vous serez moins fatigué(e), plus tonique et, messieurs, plus performants sur le plan sexuel.

Quelques conseils pour une bonne hygiène

- Faire attention à sa propreté ou à celle de sa maison, c'est aussi éviter un certain nombre de maladies ou infections. Voici donc quelques consignes si vous voulez être vraiment propres.

- Prendre une douche une fois par jour et se laver les cheveux au moins deux fois par semaine.

- Se laver les mains plusieurs fois par jour et notamment avant et après être allé aux toilettes, mais aussi avant de faire la cuisine.

- Nettoyer son frigo avec un désinfectant tous les quinze jours, pareil pour le lave-vaisselle.

- Changer régulièrement draps et housse de couette.

- Faire le ménage au moins une fois par semaine.

- Aérer sa maison très régulièrement en ouvrant grand les fenêtres.

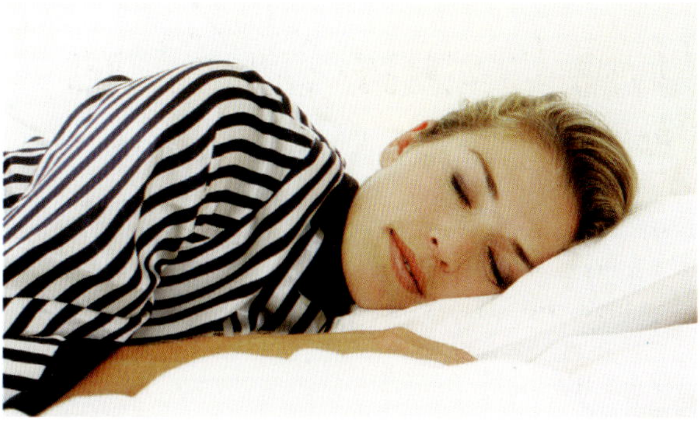

Faites de beaux rêves !

Bien dormir, c'est aussi un des secrets pour garder la santé. Une dette de sommeil provoque fatigue, baisse de la concentration, fragilité physique et psychologique. Pour un bon équilibre, on préconise des nuits de huit heures en moyenne, en sachant qu'il existe des variations individuelles. Si vous avez du mal à dormir, quelques conseils simples peuvent vous aider : se coucher à heures régulières, ne pas faire de sport juste avant le coucher, ne pas trop manger au repas du soir, préférer une tisane aux vertus relaxantes et antioxydantes plutôt que du thé ou du café.

Faites la chasse aux COV

COV, cela signifie composés organiques volatils. Il s'agit de molécules apparentées aux radicaux libres qui sont libérées à la maison (et dans la voiture, au bureau) par les colles des moquettes, les peintures, les vêtements ramenés du pressing, les désodorisants d'intérieur… Les COV seraient responsables de dizaines de troubles, depuis la conjonctivite jusqu'aux crises d'asthme en passant par la fatigue chronique. Assainissez donc votre intérieur et tout rentrera dans l'ordre (les plantes vertes, friandes de COV, sont vos alliées).

VRAI/FAUX

L'orange est le fruit le plus riche en vitamine C

Faux. C'est en réalité le cassis qui contient environ 200 mg de vitamine C pour 100 g de fruit. Viennent ensuite le kiwi (de 80 à 100 mg), la fraise ou le litchi (60 mg). L'orange quant à elle en contient environ 60 mg pour 100 g de fruit.

Les antioxydants ne sont présents que dans les fruits et légumes

Faux. Les huiles de poissons, les laitages, les foies d'animaux, mais aussi les fromages ou les œufs sont riches en vitamine A. Le sélénium quant à lui est retrouvé en bonne quantité dans les viandes et les poissons. Le fer d'origine animale est mieux absorbé par notre organisme que le fer d'origine végétale. Avoir une alimentation strictement végétarienne entraîne bien souvent des carences alimentaires.

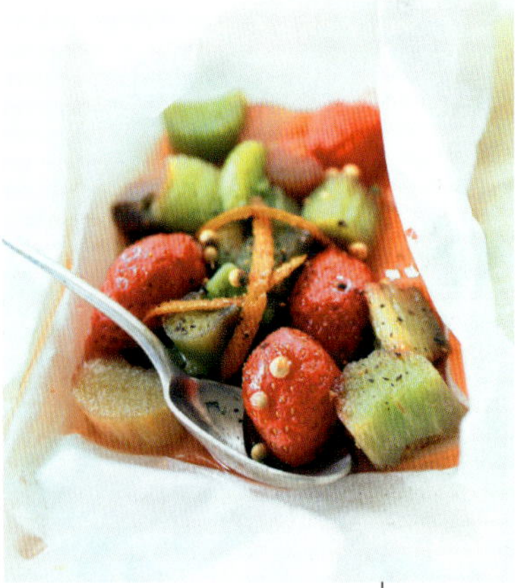

Les fruits et légumes perdent une grande partie de leurs vitamines à la cuisson

Vrai. Les vitamines sont très sensibles à la chaleur. C'est pourquoi il faut privilégier des cuissons douces et rapides comme la cuisson à la vapeur. Préférez également la consommation des légumes al dente plutôt que trop cuits car ils ont perdu plus de vitamines.

Les surgelés sont riches en vitamines

Vrai. La congélation ne dénature pas les vitamines. En revanche les légumes surgelés sont en général blanchis avant congélation ce qui leur fait perdre 15 % à 20 % de leurs vitamines. L'idéal est donc de choisir des produits congelés juste après la récolte. Et contrairement aux conserves, les produits surgelés ne contiennent pas de sel surajouté.

Le poisson est préférable à la viande

Vrai. C'est surtout vrai pour les poissons dits gras comme le thon, le saumon ou le maquereau très riches en oméga-3 dont on connaît les effets protecteurs sur les maladies cardiovasculaires. Les nutritionnistes conseillent au moins trois repas contenant du poisson par semaine.

La vitamine C augmente la résistance aux infections

Vrai. C'est la raison pour laquelle on conseille des cures de vitamine C pendant l'hiver en consommant beaucoup d'oranges, de kiwis, de mandarines. En fait, la vitamine C stimule l'immunité et aide à lutter contre les bactéries et les virus. Mais elle est également utile pour retarder certains symptômes liés au vieillissement.

L'eau est la seule boisson à recommander

Faux. L'eau est certes une boisson indispensable à la vie, mais il existe d'autres boissons qui peuvent jouer un rôle bénéfique pour la santé. Le vin rouge par exemple, à consommer avec modération (2 verres maximum par jour chez l'homme, 1 verre chez la femme) est connu pour ses vertus antioxydantes, tout comme le thé. La consommation régulière de thé vert diminue le risque de maladies cardiovasculaires et a également la réputation d'éliminer les graisses.

Le thé et le café aident à lutter contre le surpoids

Vrai. La caféine contenue dans le café et le thé augmente la thermogénèse, c'est-à-dire le nombre de calories brûlées au repos pour maintenir une température corporelle constante. De façon plus globale, la caféine augmente le métabolisme de base, c'est-à-dire les besoins énergétiques nécessaires pour faire fonctionner notre organisme au repos. Certaines études ont montré que cet effet est suffisant pour entraîner une perte de poids modérée.

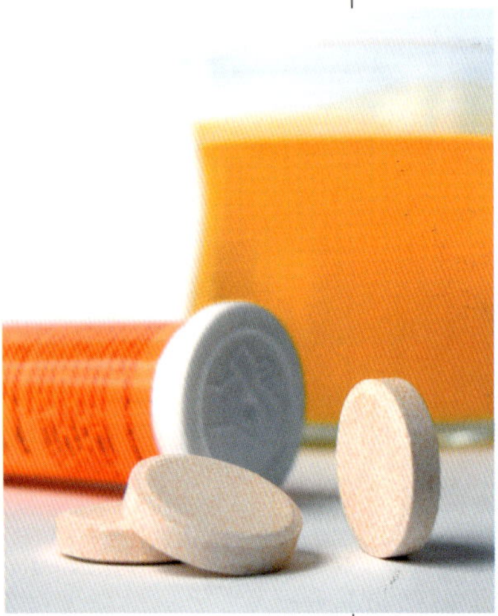

La vitamine C est un anti-fatigue

Faux. La vitamine C n'est pas un stimulant, elle ne procure pas de « coup de fouet » en cas de fatigue : il ne faut pas confondre vitamines et amphétamines ! Vous pouvez prendre vos compléments de vitamine C aussi bien le soir que le matin.

En revanche, elle stimule le système immunitaire. Il est tout à fait judicieux de prendre un complément de vitamine C pendant les périodes d'infection comme le rhume.

Il faut éliminer toutes les graisses de son alimentation pour rester en bonne santé

Faux. Il faut certes limiter les graisses dites saturées que l'on trouve par exemple dans la charcuterie, le beurre, la viande rouge ou le fromage. Mais il faut laisser une place aux graisses insaturées qui permettent de réduire les risques cardiovasculaires, de diminuer la tension artérielle et le taux de mauvais cholestérol. On consommera donc plus volontiers de l'huile d'olive, de colza, de la volaille, des poissons gras.

ANTIOXYDANTS :
LES RÉPONSES À VOS QUESTIONS

Quel est le meilleur antioxydant ?

Essayer de répondre à cette question, c'est oublier que les antioxydants agissent en synergie, un peu comme si l'on voulait déterminer le maillon le plus important d'une chaîne. En fait, chaque antioxydant protège contre un certain type de radical libre, dans un certain milieu.

Un antioxydant peut-il régénérer un autre antioxydant ?

Oui. Pour comprendre ce phénomène, il faut savoir qu'un antioxydant qui a neutralisé un radical libre devient à son tour une sorte de radical libre. Un autre antioxydant peut l'aider à se régénérer pour retrouver ses fonctions initiales. Ainsi, l'acide alpha-lipoïque peut réactiver la vitamine C, laquelle peut régénérer la vitamine E.

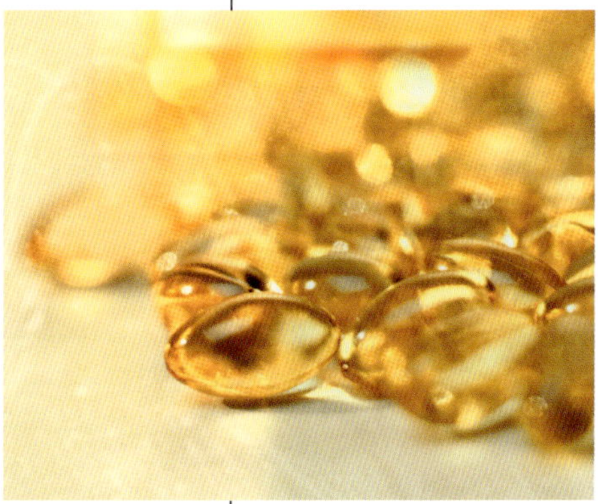

Sommes-nous souvent attaqués par des radicaux libres ?

En permanence. Le Pr Bruce Ames (université de Californie, Berkeley) a calculé que chacune de nos cellules subit environ 10 000 attaques de ce genre chaque jour. Une personne âgée est 9 fois plus exposée qu'un bébé qui vient de naître. Un autre chiffre : en l'espace de 70 années, le corps produirait environ 17 tonnes de radicaux libres !

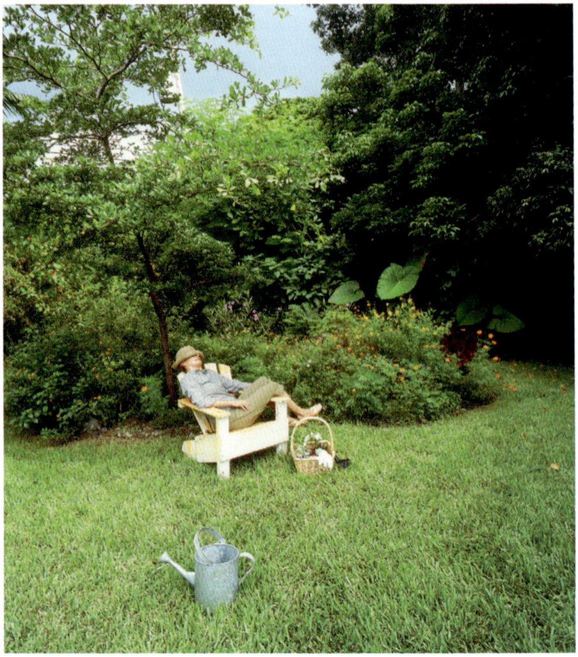

Les radicaux libres peuvent-ils être bénéfiques ?

Cela peut paraître paradoxal, mais la vie serait impossible sans radicaux libres. Nous les utilisons en particulier pour tuer virus et bactéries et même pour produire de l'énergie. Cependant, lorsqu'ils sont en excès, ils débordent nos défenses antioxydantes et sont responsables de troubles de la santé.

Peut-on contrôler la production de radicaux libres dans le corps ?

Les principales sources de radicaux libres sont liées à la transformation des aliments, l'exposition au soleil, la fumée de cigarettes et la pollution atmosphérique en général, mais aussi les inflammations de toutes natures. On en déduit qu'en évitant les excès alimentaires, en se protégeant du soleil en été, en arrêtant de fumer et… en s'installant à la campagne, on peut réduire fortement le niveau des radicaux libres dans son corps.

Pourquoi les médecins nous parlent-ils si peu du rôle des antioxydants ?

Jusqu'à une date récente, seul un petit nombre d'équipes de chercheurs dans le monde travaillaient sur les antioxydants. Aujourd'hui, des milliers de scientifiques explorent ce domaine aux États-Unis, mais la France marque le pas. Comme nous avons peu de chercheurs sur les antioxydants, la communication vers le corps médical reste limitée et celui-ci connaît mal les enjeux de cette recherche. Cependant, lorsqu'un médecin conseille de manger plus de fruits et légumes ou de boire du thé, il fait, même inconsciemment, la promotion des antioxydants.

Qu'est-ce que la coenzyme Q10 ou CoQ10 ?

Il s'agit d'une substance synthétisée par le corps ; on la trouve aussi dans l'alimentation, en particulier dans les abats. Elle est utilisée par nos cellules pour aider à convertir les aliments en énergie. C'est également un antioxydant puissant. Le cœur est l'un des organes les plus riches en CoQ10, mais en vieillissant, un cœur en bonne santé en contient de moins en moins. Pour un cœur en mauvaise santé, c'est encore pire. En fait, plus l'insuffisance cardiaque est marquée, plus le niveau de CoQ10 est bas, probablement parce que cette substance est surutilisée, et que l'organisme ne parvient pas à en fabriquer des quantités adéquates. Plusieurs études ont montré que des suppléments de CoQ10 peuvent améliorer la fonction cardiaque chez les malades. En France, la CoQ10 est délivrée par la Pharmacie centrale des hôpitaux.

Qu'est-ce que l'acide alpha-lipoïque ?

Comme la CoQ10, l'acide alpha-lipoïque nous aide à convertir les aliments en énergie. Il régénère le glutathion, la vitamine C, la vitamine E. Il est utilisé aux États-Unis sous forme de suppléments pour stabiliser le niveau de sucre sanguin chez le diabétique, mais aussi pour traiter certaines neuropathies.

Qu'est-ce que le glutathion ?

Le glutathion est l'un des antioxydants cellulaires les plus importants. En plus, il aide l'organisme à se débarrasser de produits chimiques potentiellement dangereux. Il sert de fondation à des enzymes antioxydantes comme la glutathion peroxydase, à base de sélénium. Le glutathion peut régénérer la plupart des antioxydants. On peut en augmenter le niveau avec de la vitamine C, de la cystéine, de l'acide alpha-lipoïque et de la N-acétyl-cystéine ou NAC, une substance prescrite en France pour fluidifier les sécrétions bronchiques.

Les chercheurs dans le domaine des antioxydants prennent-ils des suppléments ?

La plupart des chercheurs américains qui travaillent sur les antioxydants ont une alimentation très riche en fruits et légumes car ils connaissent les effets positifs de ces aliments. Parallèlement, ils prennent presque tous des compléments antioxydants.

Voici à titre d'exemple ce que prend chaque jour l'un des plus célèbres d'entre eux, le Pr Lester Packer (université de Californie, Berkeley) :

- 400 UI de vitamine E ;
- 2 000 mg de vitamine C ;
- 200 mcg de sélénium ;
- 20 mg de caroténoïdes naturels ;
- 100 mg de CoQ10 ;
- 100 mg d'acide alpha-lipoïque.

Prenez l'avis d'un médecin nutrithérapeute avant de vous lancer dans un programme de supplémentation à dose élevée.

Les antioxydants sont-ils absorbés par la peau ?

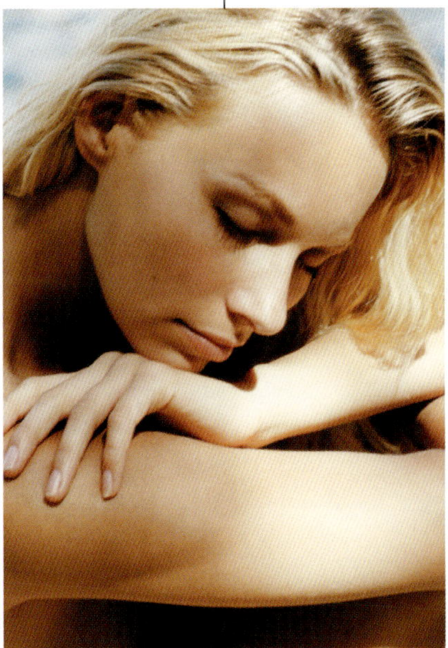

Ils sont absorbés et retenus par la peau. Le Pr Lester Packer, cité plus haut, a conduit un très grand nombre d'expériences qui montrent que les antioxydants de la peau (notamment bêta-carotène, vitamines C et E) sont particulièrement sollicités dans les situations de stress oxydant, comme une exposition au soleil. Pour renforcer les défenses de la peau, en prévision d'une exposition aux ultraviolets, on peut choisir une crème riche en antioxydants (vitamines, sélénium, polyphénols), sans oublier d'optimiser son alimentation (fruits, légumes, thé ou tisanes, céréales complètes).

LEXIQUE

Antioxydant : ensemble des nutriments qui combattent les phénomènes d'oxydation des cellules en agissant notamment contre la production de radicaux libres.

Apports nutritionnels conseillés (ANC) : valeurs de référence fixées par un comité d'experts ayant pour objectif de définir une dose minimale de vitamines ou oligo-éléments en dessous de laquelle le risque de carence est majeur.

Athérome : dépôt de graisse et de cholestérol oxydés au niveau de la paroi artérielle formant une plaque jaunâtre, principal facteur de risque des maladies cardiovasculaires.

Athérosclérose : durcissement et épaississement des artères suite à la formation des plaques d'athérome. Elle entraîne un rétrécissement progressif du calibre de l'artère freinant le passage du sang. L'athérosclérose touche principalement les grosses artères et peut avoir des conséquences dramatiques sur le cœur (infarctus), le cerveau (accident vasculaire cérébral) ou les membres inférieurs (artérite).

Cataracte : affection entraînant une opacification du cristallin qui est responsable d'une baisse de la vision.
Le cristallin est une lentille contenue dans l'œil et qui permet l'accommodation de la vision pour voir de loin et de près.

Collagène : protéine entrant dans la structure du tissu conjonctif et dont le but principal est de maintenir la cohésion entre les cellules. On la retrouve notamment dans les tissus de la peau, des os, des muscles et des tendons.

Electron : particule élémentaire constituant l'atome. Il porte une charge électrique négative et gravite autour du noyau de l'atome.

Enzyme : identifiable grâce à sa terminaison en -ase, l'enzyme est une substance de nature protéique dont la fonction est d'activer une réaction chimique. Une enzyme peut ainsi couper, ajouter, modifier, associer... des molécules. Chaque enzyme possède un rôle différent selon sa composition, sa fonction. Généralement, une enzyme a besoin d'un co-enzyme pour être activée. Ce co-enzyme peut être un oligo-élément ou une vitamine.

Flavonoïdes : substances d'origine végétale que l'on retrouve dans les fruits et légumes, mais aussi le vin et le thé. Il en existe plusieurs sortes, les plus connus étant la rutine et l'hespéridine. Ils agissent comme des antioxydants.

Glutathion : molécule présente dans notre organisme et constituée d'un ensemble d'acides aminés. Il possède des activités antioxydantes et participe à l'immunité. Il est régénéré par la vitamine C et protégé par le zinc.

Lycopène : substance appartenant à la famille des caroténoïdes et que l'on trouve plus particulièrement dans la tomate.

Macula : zone particulière de la rétine située en arrière. Elle présente en son centre un petit creux appelé fovéa et c'est à cet endroit précis que l'acuité visuelle est la meilleure.

Métabolisme : terme désignant l'ensemble des réactions chimiques qui ont lieu dans notre organisme et dont le but est de fournir de l'énergie, d'assurer l'entretien des tissus, de fabriquer les hormones, enzymes et autres substances.

Nutriment : substance apportée par l'alimentation et pouvant être directement et entièrement assimilée par l'organisme. Il représente donc l'étape ultime de la digestion.
Il s'agit par exemple des acides gras, des acides aminés, des vitamines ou des minéraux.

Oligo-élément : désigne l'ensemble des minéraux présents à l'état de trace ou en très petite quantité dans notre organisme : fer, zinc, cuivre, chrome, sélénium, manganèse...).
Certains sont indispensables à la vie et sont appelés oligo-éléments essentiels. Ils sont apportés exclusivement par l'alimentation car notre organisme ne sait pas les fabriquer.

Rétine : membrane située au fond de l'œil. Elle est constituée par des cellules nerveuses appelées cônes et bâtonnets spécialisées dans la réception des stimuli visuels.
C'est elle qui fait le lien avec le nerf optique.

Stress oxydatif : état des molécules et des cellules soumises à l'action des radicaux libres.
Le niveau de stress oxydatif dépend de l'équilibre entre la quantité de radicaux libres et la qualité des défenses antioxydantes de l'organisme. Il peut être évalué par un certain nombre de tests biochimiques.

BIBLIOGRAPHIE

Etudes

Age-Related Eye Disease Study Research Group : *A randomized, placebo-controlled, clinical trial of high-dose supplementation with vitamins C and E, beta carotene, and zinc for age-related macular degeneration and vision loss.* AREDS report no. 8. Arch Ophthalmol 2001; 119(10) : 1417-1436.

Bagnardi V : *A meta-analysis of alcohol drinking and cancer risk.* Br J Cancer 2001; 85(11) : 1700-1705.

Bonnefoy M : *Les antioxydants pour retarder les effets du vieillissement.* Press Med 2002 ; 31 : 1174-1185.

Clark LC : *Effects of selenium supplementation for cancer prevention in patients with carcinoma of the skin. A randomized controlled trial.* Nutritional Prevention of Cancer Study Group. JAMA 1996; 276(24): 1957-1963.

Dreno B : *Multicenter randomized comparative double-blind controlled clinical trial of the safety and efficacy of zinc gluconate versus minocycline hydrochloride in the treatment of inflammatory acne vulgaris.* Dermatology 2001; 203(2) :135-140.

Gey KF : *Plasma vitamins E and A inversely correlated to mortality from ischemic heart disease in cross-cultural epidemiology.* Ann NY Acad Sci 1989; 570 : 268-282.

Jackson JL : *Zinc and the common cold: a meta-analysis revisited.* J Nutr. 2000; 130(5S Suppl) : 1512S-1515S.

Kanowski S : *Proof of efficacy of the ginkgo biloba special extract EGb 761 in outpatients suffering from mild to moderate primary degenerative dementia of the Alzheimer type or multi-infarct dementia.* Pharmacopsychiatry 1996; 29(2) : 47-56.

Key TJ : *The effect of diet on risk of cancer.* Lancet 2002; 360(9336) : 861-868.

Le Bars PL : *A placebo-controlled, double-blind, randomized trial of an extract of Ginkgo biloba for dementia.* North American EGb Study Group. JAMA 1997 ; 278(16) : 1327-1332.

Letonturier P : *Pour un vieillissement réussi.* Press Med 2002 ; 31 : 1173.

Malvy D : *Antioxydants et alimentation.* Cah Nut Diet 2000; 35, supplément 1 : 75-80.

Malvy D : *Thé et cancers.* Cah Nut Diet 2000 ; 35, supplément 1 : 56-65.

Pittler MH : *Ginkgo biloba extract for the treatment of intermittent claudication: a meta-analysis of randomized trials.* Am J Med 2000; 108(4) : 276-281.

Rayman MP : *The importance of selenium to human health.* Lancet 2000; 15 ; 356(9225) : 233-241.

Rimm EB : *Vitamin E consumption and the risk of coronary heart disease in men.* N Engl J Med 1993 ; 328 : 1450-1456.

Scheen AJ : *Vitamines antioxydantes dans la prévention des maladies cardiovasculaires.* Rev Med Liège 2000 ; 55 : 1 : 11-18 et 2 : 105-109.

Stampfer MJ, Hennekenns CH, Manson JE et al: *Vitamin E consumption and the risk of coronary heart disease in women,* N Engl J Med 1993; 328 : 1444-1449.

Stephens NG : *Randomised controlled trial of vitamin E in patients with coronary heart disease :* Cambridge Heart Antioxydant Study (CHAOS). Lancet 1996 ; 347 : 781-786.

Wiseman SA : *Les antioxydants du thé.* Cah Nut Diet 2000 ; 35, supplément 1 : 23-34.

Ouvrages

Cahane J-P : *Nourritures essentielles.* J'ai lu, Paris, 1999.

Daudier P : *Les radicaux libres.* Editions Jouvence, Paris, 1994.

Lamboley D : *Les bienfaits des légumes, fruits et céréales.* Marabout, Paris, 2001.

Rafal S : *Guide des vitamines et des oligo-éléments.* Marabout, Paris, 2001.

Rafal S : *L'alimentation antioxydante.* Marabout, Paris, 2001.

Rueff D : *Vitamine C, pour tous et pour la vie.* Editions Jouvence, Paris, 2000.

Souccar T, Curtay J-P : *Le programme de longue vie.* Seuil, Paris, 1999.

Souccar T, Curtay J-P : *Le nouveau guide des vitamines.* Seuil, Paris, 1996.

Pour aller plus loin...

- http://www.lejournalsante.com :
Un site pratique sur la santé en général et la nutrition en particulier.
- http://www.suvimax.org :
Pour en savoir plus sur l'étude SU.VI.MAX menée en France pendant 8 ans sur la prévention nutritionnelle des maladies chroniques.
- http://www.nutranews.org :
Sur la nutrition et la prévention du vieillissement. Une information claire et détaillée sur l'actualité de la santé.
- http://www.ceiv.org :
Centre d'Etude et d'Information sur les Vitamines : données actuelles sur les vitamines, informations sur les recherches scientifiques.

Les titres disponibles chez Alpen Éditions

- *Alcool, vin et santé*
- *Asthme sous contrôle*
- *Astro plantes*
- *Cuisson et santé*
- *Dites non au cholestérol*
- *Docteur, c'est la prostate ?*
- *Docteur, j'ai un psoriasis*
- *Drépanocytose et thalassémies*
- *Eliminez le sel, retrouvez la forme !*
- *Fatigue chronique, fibromyalgie*
- *Ginseng : mille ans de bienfaits*
- *H5N1 la grippe aviaire*
- *Je nourris mon enfant*
- *La diététique du diabète*
- *La nouvelle ménopause*
- *La nouvelle minceur*
- *La santé bucco-dentaire*
- *La vérité sur les vaccins*
- *Le chocolat, du plaisir à la santé*
- *Le guide de phytothérapie*
- *Le guide pratique des vitamines*
- *Le mal de dos, c'est fini*
- *Le pouvoir des oméga-3*
- *Le sommeil retrouvé*
- *Le syndrome XXL*
- *Les bienfaits de la mer*
- *Les bobos de vos enfants*
- *Les bons sucres pour maigrir*
- *Les compléments alimentaires*
- *Les miracles du soja*
- *Les nouvelles plantes qui soignent*
- *Les plantes du bonheur*
- *Les remèdes de la ruche*
- *Les secrets de santé des antioxydants*
- *Les secrets de santé du thé*
- *L' olivier, trésor de santé*
- *Maigrir après 40 ans*
- *Maigrir à l'aide des compléments alimentaires*
- *Maigrir selon son type hormonal*
- *Maigrir selon vos hormones*
- *Mémoire totale*
- *Millepertuis : l'antidépresseur naturel*
- *Plus jamais fatigué !*
- *Programme anti-âge*
- *Programme jambes légères*
- *Programme jeunesse*
- *Relations amoureuses sexualité*
- *Rhumatismes : votre ordonnance naturelle*
- *Soigner et préserver ses cheveux*
- *Stress contrôle*
- *Une grossesse heureuse*
- *Une peau zéro défaut*
- *Vaincre l'allergie*
- *Victoire sur l'arthrose*
- *Vivre avec un enfant hyperactif*
- *Votre santé par les huiles essentielles*
- *Votre santé par les plantes*